JN050762

看護管理実践計画書

標準テキスト 改訂第2版

職場を改善する課題解決術

はじめに

皆さん，こんにちは。

皆さんは，日本看護協会の資格認定制度の中に認定看護管理者という資格があることをご存じだと思います。この認定看護管理者の教育課程には，ファーストレベル，セカンドレベル，サードレベルの3つの階層があります。看護管理者としてそのステージを順に上っていき，最終的に認定看護管理者認定審査に合格すれば，晴れて認定看護管理者の資格を取得することができます。看護管理者である看護部長，副部長，看護師長，看護主任がこの資格を取得することは，レストランが"3つ星"をいただいたようなものではないでしょうか。

最近，看護部長の求人募集を見て驚きました。募集の要件に「認定看護管理者であることが望ましい」とあったからです。今や日本でも資格で採用する時代が来たのです。私も仕事柄，採用面接を行っていますが，履歴書や面接だけで応募者の能力を判断することは難しく，第一印象とその後の業績がなかなか一致しないのが実情です。ですから，最近は看護管理職の採用に当たっては，最低でもファーストレベルを修了していることを要件としています。

このように，今や医療界では認定看護管理者も周知され，看護管理の人物評価の一つにされていると言っても過言ではありません。

申し遅れましたが，私は現場の看護部長です。2005年から看護部長を務めています。就任当初は，経験と勘と度胸で乗り切っていましたが，限界を感じて大学院のMBAコースで経営管理手法を学び，MBAを取得しました。MBAコースでは，エビデンスのあるマネジメントと大局観を学ぶことができました。その後，看護部長は実践現場と研究現場の橋渡し的存在であると認識したため，自ら研究手法をマスターしておくべきであると考えました。そこで，看護学修士（看護管理）と，続いて経営学博士を取得させていただき，並行して認定看護管理者を取得したのです。

このような経歴を持っていることで，「看護学と経営学がある程度分かる」「現場で実際に看護管理を行っている」などの理由から，認定看護管理者教育機関から声をかけていただき，看護管理の講義を行っております。

　講義を通して感じるのは，今さらですが統合演習において看護管理実践計画書を作成することは看護管理に有用であるということです。看護管理実践計画書を作成するということは，学んだあらゆる知識を総動員させ，自組織の課題に取り組み成果物にまとめ上げる作業であり，看護管理の集大成と言えます。

　しかし，講義する内容は修士レベルに匹敵するほど難解な手法が用いられるのに対し，時間はそれほど多くはなく，限られた時間内でマスターするのは至難の業だと思います。また，現在，素晴らしい教授陣が執筆したテキストはありますが，大変アカデミックであり，すぐに読解するのは難しい状況です。

　そこで，大変おこがましい限りですが，効率的かつ効果的に理解できる参考書として皆さんのお役に立つようにと本書を執筆いたしました。"簡単で分かりやすい"をテーマにまとめていますので，アカデミックとは程遠いものになっているかもしれませんが，皆さんのお役に立てていただければ幸いです。

　最後に，怠け者の私の背中を押してくださった日総研出版の山田圭一氏に感謝申し上げます。また，看護管理の頂点を目指す皆さんにとって良き参考書となるよう祈願いたします。

　　2016年4月

医療法人三和会 東鷲宮病院 看護部長
産業能率大学 兼任教員
Ph.D.／MBA／MSN／認定看護管理者
佐藤美香子

改訂に当たり

改訂に当たり，ごあいさつさせていただきます。

第1版を認定看護管理者教育課程統合演習の参考書として執筆してから，はや6年ほど経過しました。この間，たくさんの方々に活用していただき，9刷を重ねました。拙い文章をお読みいただき，ただただ感謝しております。この場を借りてお礼申し上げます。

この6年の間に，ファーストレベルにも統合演習が加わるなど，カリキュラム基準の改正が行われました。また，昨今のファーストレベルでは，看護管理者ばかりでなく看護管理者を目指す中堅・スタッフクラスの受講者も増加しました。

そこで，第1版ではセカンドレベルとサードレベルの事例を提示しておりましたが，今回，ファーストレベル／中堅看護師の取り組み事例を追加し，さらに皆さんに広く活用していただけるよう改訂いたしました。

事例提供に当たっては，学校法人埼玉医科大学総看護部長／職員キャリアアップセンター副センター長の武藤光代様にご尽力いただきました。この場を借りてお礼申し上げます。

また，認定看護管理者認定審査の方法も変更されましたので，その点も修正しています。今後も皆さんのお役に立ちますようにと心から願っております。

最後に，改訂に当たり，1年延ばしにしていた怠け者の私に道筋をつけてくださいました日総研出版の山田圭一氏に心から感謝申し上げます。

2022年5月

佐藤美香子（セレンマネジメント研究所にて）

課題が分からないと頭を抱えているあなたへ

『看護管理実践計画書』が書けずに困っている人の多くは,「課題」を見つけるところでつまずいてしまうようです。

私が講師を務める看護管理の講義の中で,実際に課題解決に取り組む統合演習があります。この演習では,「何とか課題を探さなくちゃと思っても,何が課題なのか分からない」という人が少なくありません。その人たちの言い分は主にこうです。

「日頃は業務に追われ問題を考える習慣がないので,何が問題なのか分からない」
「問題があることは分かっているが,何から手をつければよいのかが分からない」
「問題の要因を分析しようと思うが,分析の仕方が分からない」
「問題解決のための具体策が思いつかない」
「自分が課題だと認識しているだけなのか,本当に課題なのか不安である」
「課題だと思って着手したが,思うような結果にならなかった」
「問題と要因分析した結果が一致しない」
「自分の課題の動機に納得性がなく,課題の根拠が不明確である」
「課題の解決に筋道がない」
「第三者に課題を提示しても納得してもらえなかった(内容が相手に伝わらなかった)」

皆さんはいかがですか?

「私と同じ!」と思ったのであれば,まず,なぜ「課題が分からないのか」考えてみましょう。

私たちは,看護業務に支障がなければ課題と意識することなく日々の仕事を進めることができます。ですから,日頃から意識していなければ,「急に課題を探せと言われても分からない」ということになるのです。

私たち看護師は,医療技術については長けていますが,マネジメントについては素人同然だと思います。私もそうでした。私が課題解決のプロセスを理解したのは,幸運にも大学院で学ぶことができたからで,皆さんが知らないのは当然です。

「看護管理実践計画書の書き方が分からない」と不安に思っている皆さん,心配することはありません。私と一緒に学んでいきましょう! きっとこの本を読み終えるころには,「そうか,そういうことだったんだ!」と理解できるはずです。

さあ,それでは始めましょう。順番に読む時間がなければ,章ごとに完結していますので,とりあえず自分が理解したいところから読み進めてください。

Contents

ファーストレベル統合演習Ⅰの事例

セカンド・サードレベル統合演習Ⅱ・Ⅲの事例

第12章 **認定看護管理者認定審査に
合格するために**

257

看護管理実践計画書の概要

ストーリーから全体像を学ぶ

学習の要点

花子師長と看護部長のトークス
トーリーから, まずは実際の看護管
理実践計画書のイメージをつかみま
しょう。

第1章を読む前に

　今回私たちが学ぶものは，看護管理実践計画書という課題解決のための手法の一つです。普段，業務に埋没している私たちにとっては簡単ではないかもしれませんが，この手法をマスターするには，全体像をイメージすることが早道です。

　そこで，第1章では，花子師長と看護部長のトークから看護管理実践計画書の概要をイメージしていただきたいと思います。花子師長が学んでいく過程をストーリー仕立てにすることで，読み進めるにつれて理解できるように工夫しました。途中で分からないところがあっても，最後まで一通り読まれることをお勧めします。

　そして，全容を大体理解したところで，第2章以降で看護管理実践計画書の作成の考え方，看護管理実践計画書の書き方を説明します。さらに，実際の看護管理実践計画書の事例を参考にして，具体的にどのように考え，何を書いたらよいのか，理解を深めてください。

花子師長と看護部長のトークストーリー 「看護管理実践計画書作成の経緯」

　花子さんは，都内の急性期病院の外来師長です。「今どき，看護師長は最低限，認定看護管理者のファーストレベルは修了しておいた方がいいわよ」と看護部長さんに言われ，今年度，レベルアップのためファーストレベルで学ぶことにしました。でも，花子さんは少し不安を持っています。ファーストレベルにも統合演習が組み込まれ，看護管理実践計画書を作成しなければならないからです。そこで，認定看護管理者である看護部長に看護管理実践計画書の立案の仕方を教わることにしました。

看護管理実践計画書の作成手順とフレームワーク

▶看護管理実践計画書とは（詳細はP.100参照）

花子：部長，ファーストレベルでも看護管理実践計画書を立案すると言われましたが，看護管理実践計画書って何ですか？　

部長：「看護管理実践計画書」と聞くと難しそうだけど，私たちの現場で起こっている**解決しなければならない重要な問題を取り上げて，その要因や背景を分析しながら問題を解決するための行動プランをまとめたものが看護管理実践計画書**よ。看護研究に少し似ているけど，課題研究と言った方がいいかもしれないわね。

看護管理実践計画書とは

　看護管理者が自組織の課題を発見し，課題を明確にし，自組織の課題に取り組むための行動計画書のこと。

▶看護管理実践計画書のねらい（詳細はP.102参照）

花子：看護管理実践計画書を作成すると，何かメリットがあるんですか？

部長：そうね。相当な時間と労力が必要だから，一見大変な感じがするわね。何のために作成し，何を学ぶのかが分からないと，意欲がわかないようだから，少し説明する必要がありそうね。

　　　自組織の状況は絶えず変化していて，いつもどこかで問題が起こっているでしょ。師長は，その都度モグラたたきのように必死で問題を解決していると思うのね。でも，その問題を引き起こした要因を解決しなければ，また同じような問題が起こるわ。看護管理実践計画書を作成することで，**今起こっている問題を発見し，それを引き起こした隠れた要因を分析して解決する能力を養う**ことができるのよ。

花子：なるほど……。問題を発見し，解決する能力を養うことができるんですね。

部長：一言で言うとそういうことなんだけど，問題を解決できるようになるだけではなく，解決のために必要な**ロジカルシンキング能力を鍛える**こともできるのよ。

花子：ということは，問題解決の一連のプロセスを通して**思考訓練をし，看護管理能力を鍛えていく**ということですね。

部長：そうよ。自組織の重要な課題に取り組んで解決できれば，解決能力だけでなく，**管理者の意志力も鍛えられる**と思うわ。

Point
2 **看護管理実践計画書作成を学ぶ意義**

・看護現場に埋もれて見えない問題を発見する能力を養う。

・問題の要因が何かを追究する能力を養う。

・問題に対する方策を考える能力を養う。

・その方策を実行する意志力を養う。

・その一連のプロセスからロジカルシンキング能力を養う。

・課題解決の成功体験から看護管理者としての自信を得，解決できた方法論を次に活かす力を養う。

▶看護管理実践計画書のテーマ選び（詳細はP.102〜105参照）

花子：自組織の課題と言っても，たくさんありすぎて何をテーマにすればよい
のか分かりません。

部長：自部署で起こっている問題の中から，花子師長が**最も重要で取り組まなければ
ならないものをテーマにする**のがいいわね。外来で**今一番気がかりに思って
いること**は何？

花子：自分が気がかりに思っていることは……，あの〜……。最近，急性期一般入院
料1を病院が取得したことは，手厚い看護が提供できるので患者さんにとって
もよかったと思うんですけど，外来の常勤看護師が病棟に異動になったので，
外来では8割以上がパートの看護師になってしまったんです。それで，今まで
救急対応は主に常勤者がやっていたんですが，それでは回らなくなってしまいま
した。それをどうしたらよいのか今悩んでいます。これってテーマになります
か？

部長：それは，**大変重要で早く解決しなければならない，まさに必要な今回取り組む
べきテーマ**だと思いますよ。急性期一般入院料1取得という環境の変化から起
こってきた問題よね。その変化に対して私たちがどのように対応できる
かという解決すべきテーマね。

花子：具体的にはどのようなテーマになりますか？

部長：そうね〜。「外来非常勤看護師の救急対応における人材育成」ってとこかしら。
そうだ，「人材」の「材」は，「財産」の「財」を使いましょう。

花子：そうすると，「外来非常勤看護師の救急対応における人財育成」ですね。

部長：サブテーマとして「救急看護の質を担保するために」と入れてみましょうか？

花子：「外来非常勤看護師の救急対応における人財育成〜救急看護の質を担保
するために〜」となりますね。とてもしっくりきました。

外来非常勤看護師の
救急対応における人財育成
〜救急看護の質を担保するために〜

認定看護管理者ファーストレベル
A病院　佐藤花子

Point 3 看護管理実践計画書のテーマ選び

　取り組むべき課題は日常の看護業務の中に埋もれているため，問題を発見することから始める。

＊看護管理実践計画書の基礎知識：看護管理者の使命は環境の変化に適応できるよう自部署を整備することである。

　看護管理者の役割は自組織をゴーイングコンサーン（永続）させることである。そのためには，患者のニーズを常に把握しておく必要がある。ニーズは時代や状況によって変化するので，その環境の変化に対応していかなければならない。変化に対応できない組織は淘汰されていく。管理者の役割は，環境の変化に対応できるように自組織を整備していくことである。人間は現状維持を望むので，変化には抵抗するものであると考えてマネジメントをしていく必要がある。

　さらに，次のことに注意する。

①自分が取り組もうとしている課題は看護管理者の視点（看護師長の立場，看護部長の立場など）である。

②自組織にとって重要かつ価値のあることである。

③喫緊の課題（緊急性）である。

④取り組むことによって，自組織に貢献できると考えられる。

⑤自組織のビジョン，ミッション，経営理念，戦略と整合性がある。

⑥受益者（利益を被る人：病院，患者，地域，職員など）を明確にする。

⑦目的（病院の存続，将来への投資，自組織が衰退しないための布石，看護の質の向上，安全の担保など）を明確にする。

⑧すべきこと（新規患者を増やす，看護職員の離職を防止する，病棟再編，組織変革，自部署の業務改善など）を具体的にする。

▶看護管理実践計画書の作成手順（詳細はP.105参照）

花子：部長，テーマは決まりましたが，どんな順序で看護管理実践計画書を作
　　　成すればよいのか分かりません。すごく難しそうですね…。

部長：難しく考えることはないのよ。**看護計画の立案とだいたい同じ**なのよ。看護計
　　　画を立てる時はどうしている？

花子：え〜と…，まず患者をアセスメントして，そして看護問題を見つけて…，それ
　　　から，優先順位を考えて看護計画を立案します。それから実施して…，評価で
　　　すね……。

部長：そうそう，全く同じよ。まず**自部署の現状把握**をして，それから**現状分析**ね。
　　　次は**課題を明確化**して，**戦略目標の設定**。それから**行動計画―実施―評価**とな

るのよ。ほとんど変わらないでしょ。

花子：そうですね。いつもやっていることですね。簡単そうに思えてきました。

部長：そうよ。いつもの看護計画の立案とちょっと違うとしたら，さらに体系的に考えるということかしら。看護研究のようにきちっとした形式をとっているることかしら…。課題研究と言った方がいいかもしれないわね。

Point 4　**看護管理実践計画書の立案の順序**

①テーマの選定

②自部署の現状把握（自組織の概要）

③自部署の現状分析（マクロ・ミクロの視点，SWOT分析などの手法を使って）

④課題の明確化（最重要課題）

⑤戦略目標の設定（ゴールの設定＝評価指標）

⑥行動計画（アクションプラン）

⑦実施（結果）

⑧評価（考察）

⑨まとめ

導入部の書き方

▶「はじめに（背景）」の書き方（詳細はP.110参照）

花子：部長，テーマは決まったんですけど，「はじめに」のところは何を書けばいいんですか？　看護研究と似ているって言われたけど……。

部長：そうねえ…，「私は○○の理由から，○○のことが自部署の最も重要な問題だと思っているので，○○に取り組みます」というように，宣言するつもりで考えると分かりやすいんじゃないかしら。看護研究でも「こういう背景でこの研究に取り組みます」って，最初に述べるでしょ。それと同じと考えれば，分かりやすいと思うわ。

花子：分かりました。私の場合は……。う～ん…。

部長：ちょっと難しいかしら？　簡単に言うと3段論法をイメージして書くとよいと思うわ。論理的思考の最たるものは3段論法だって言われているしね。例えば，こんな感じかしら…。

　「急性期一般入院料1を取得したという**変化が生じている**。それによって外来常勤看護師が病棟に異動になったため，救急対応できる職員が少なくなってしまったという**不具合が生じている**。このままでは円滑な救急対応ができな

い。そこで，**この環境変化に対応するため取り組む**」という感じになると思う
わよ。

花子：もっと具体的に教えていただけますか？

部長：そうねえ〜。私だったらこんな感じかな。

　　　「自施設が手厚い看護を提供することを目指し，急性期一般入院料1を取得
　　　した影響により，外来の常勤看護師が病棟へ異動し，外来では非常勤看護師の
　　　占める割合が高くなった。その結果，これまで救急対応は責任のあると思われ
　　　る常勤看護師が主に行っていたが，最近は，救急対応がスムーズにいかなく
　　　なってきている。そこで常勤，非常勤を問わず，専門職としての自覚を持ち，
　　　救急対応ができるように非常勤看護師の救急対応における人財育成を行うこと
　　　とした」。

　　　どうかしら？

花子：すごく簡単そうですね…。

部長：そうよ。難しく考える必要はないのよ。そのまま書けばいいんだから。でも，
　　　看護管理実践計画書には一貫したストーリーがないといけないから，ここは最
　　　も重要な部分なのよ。動機があいまいだったり軸がぶれていたりすると，整合
　　　性のないロジカル（論理的）でない看護管理実践計画書になってしまう
　　　ので注意しないとね。

はじめに

　　A病院は，手厚い看護の提供を目指し急性期一般入
院料1を○○年に取得

↓

外来常勤看護師が病棟異動となり，外来は非常勤看
護師の占める割合が高くなった

↓

今まで救急対応は常勤看護師が主に行っていた
　しかし

↓

救急対応が常勤看護師だけでは円滑にいかなくなった
　そこで

↓

外来の救急看護の質を担保するために非常勤看護師
の救急対応における人財育成を行う

Point 5 「はじめに」の書き方

①現在自分が取り組みたいと思っている動機を書く。

②その現象や事象が起こっている背景を書く。

③看護研究の「はじめに」に相当するところと考える。

④3段論法の要領で以下のイメージで書くとよい。

　「○○の変化が自組織に起こっている」→「それによってこのような不具合が生じている」→「その環境の変化に対応するため，今回〜に取り組む」

◆アドバイス

　「はじめに」には，自分が取り組みたいと思った動機を書きます。看護管理者が取り組まなければならないと思った理由が何かしらあるはずです。そしてそれは，一般的に環境の変化が背景としてあると思います。例えば，「急性期一般入院料1を取得するため，常勤看護師が外来より病棟に異動し，外来は非常勤看護師の占める割合が高くなった。これまで救急業務は常勤看護師が行ってきたが，非常勤看護師も行わなければ外来が回らなくなってきた。そこで，救急のできる非常勤看護師の人財育成が急務となった」というように，環境の変化があり，それに適応するため，課題に取り組む必要が出てきているはずです。また，「近隣に総合病院ができたため，新規外来患者が減り，医業収入が次第に減少している。このままでは病院の存続が危うい。そこで，新規外来患者を増やすための対策に取り組む」など，一定のパターンがあると思います。

　それを率直に飾らずに書くのがよいと思います。看護師の習性で，とかく言葉を飾り立てる傾向がありますが，シンプルに現状のみを書くべきです。

▶「目的・意義」の書き方（詳細はP.113参照）

花子：次の「目的・意義」はどのように書くんですか？　看護研究と同じ要領ですか？

部長：そうね。「はじめに」のところで，最後に「○○の目的で○○に取り組む」と述べたでしょ。それを**そのまま引用する**だけでいいのよ。いろんなことを書く人がよくいるけど，整合性がないといけないから，私はより的確にシンプルな方がよいと思うわ。

花子：それなら……私は，「非常勤看護師が救急対応ができるように人財育成を行う」かな？

部長：「○○のために」ということを入れた方がよいと思うわ。「救急看護の質を担保するために，外来の非常勤看護師が救急対応できるように人財育成を行う」ではどうかしら？

花子：随分しっくりきました。

目的・意義

救急看護の質を担保するために，外来非常勤看護師が円滑に救急対応ができるように人財を育成する。

Point 9　目的・意義の書き方

「はじめに」に書いた最後の文章，つまり「○○の現状（環境の変化）がある。それによって○○の不具合が生じている。そこで○○のための○○に取り組むこととする」の「○○のために〜に取り組む」という部分が目的になる。

現状把握

▶「自組織の概要」の書き方（詳細はP.111参照）

花子：次は「自組織の概要」ですね。これは，自組織の現状を書けばいいんですか？

部長：そうね。**自組織のことを知らない人でも，概要がつかめるように分かりやすく書く**のがポイントよ。

花子：病院の病床数や診療科などの特徴でいいんですか？

部長：それだけじゃダメよ。外来患者数，看護配置基準，看護職員数，看護師の勤務形態，離職率，ベッド利用率もいるわね。場合によっては既婚率など，自分の課題に合ったものは挙げておきたいわね。地域の高齢化率なんかも影響してくるから，人口動態も押さえておいた方がいいわ。救急医療体制などもあった方がよい場合があるわね。

花子：「病床数200床，急性期一般入院料１，外来患者数500人/日，外来看護師数20人，常勤看護師５人，非常勤看護師15人，外来看護師離職率１％」……という具合ですね。

自組織の概要

〈A病院の概要〉

病床数：200床，入院基本料：急性期一般入院料1

外来患者数：500人/日

2次救急指定，救急件数：20件/日

看護師数：200人

外来看護師数：20人，常勤看護師：5人，

非常勤看護師：15人

外来看護師離職率：1%

Point 6 自組織の概要の書き方

・自組織の病床数，病床利用率，外来患者数

・入院基本料，看護師数，離職率

・標榜する診療科

・病床区分など自組織の特徴

・必要に応じて地域の人口動態などマクロ的指標

　自分の課題に合う内容を入れる，必要な場合はグラフや表などにして盛り込むと分かりやすい。

▶「課題」とは（詳細はP.58, 113参照）

部長：ところで花子さん，ここまで何をテーマにするか，何に取り組むかということを考えてきたけど，課題って何か分かってる？

花子：え～と…，いわゆる取り組む問題のことですよね。

部長：まあ，そうなんだけど…。正確には，**あるべき理想の姿と現実の姿のギャップのことを課題と言うのよ**。だから，あるべき姿がどういうものかをきちんと押さえておく必要があるのよ。

花子：ということは…，私のテーマだと，あるべき姿は，外来の非常勤看護師が救急対応できるように人財育成されて，外来の救急看護の質が担保される状態ですよね。

部長：そういうことよね。**常にあるべき姿を意識して**，これからも進んでいきましょう！

Point 7　課題とは

課題とは，あるべき理想の姿と現実の姿のギャップである。

例）**あるべき姿**：外来においてどんな状態でも救急体制が担保されている

現実→非常勤看護師の救急対応スキルが劣っている。

その差→あるべき姿とのギャップ。

課題→この差を埋めること。

花子：ところで部長，現在の病棟は，スタッフのトラブルもないし，業務も円滑に回っているし，特に問題はないという場合は，どのように考えればいいんですか？

部長：そうね。特にトラブルや医療事故もなく，明確な問題がない場合もあるわね。でも，患者さんに提供する看護にこれでいいというものはないんじゃないかしら。看護の質の改善などはそういうことだと思うんだけど……。つまり課題には，状況や事態が悪化していて「**あるべき姿に回復させなければこのままでは立ち行かなくなる課題**」と，現状うまくいっているけど，さらに意欲的に取り組んで高いレベルを目指す「**あるべき姿をさらにレベルアップさせる向上課題**」と2つの考え方があるということよ。

Point 8　課題の2つの切り口

回復課題：現在の状態をあるべき姿に改善させる課題

向上課題：現在の状態をさらにレベルアップさせる課題

花子：課題を考える時，他に大事なことはありますか？

部長：そうね…。課題を**論理的にとらえる**ということかな。私たちって，どうしても経験に頼る傾向があるから，遠回りして考えてしまうことがあるわね。

花子：それそれ，その**論理的思考**っていうやつ。とても苦手です。なんかいい方法ないかな……。

部長：それから，最近，看護管理は**効率性・効果性が大切**だと言われているのね。経営の考え方が少しずつ入ってきているからだと思うけど…。経営ではスピードが重要なのね。「ドッグイヤーではなくマウスイヤー」という言葉知ってる？これは，ネズミの一生は犬の一生より短いから，そのペースで行わなければいけないという考え方よ。

花子：犬とかネズミに例えるのは面白いですね…。

部長：それから，成功は確率と相関すると言うわね。つまり，成功するかどうかは，何回サイコロを振れるかにかかっているということなのよ。看護にこれらすべ

てが当てはまるわけではないけど，**タイムマネジメントは重要**よね。私たちの仕事だってのんびりやっていたら助かる命だって助けられないことあるじゃない？

花子：そう言えば，野口英世がいろいろな菌を発見したのは，試験管を振る速度が他の人よりも速かったからだって言いますよね。それって，人よりたくさん実験できたってことだし，サイコロと同じですよね。

部長：それは面白い例ね。時間との闘いね。効率性の考え方は重複とかがあってはだめなのね。だから，**漏れなく重複なくというMECEという考え方を入れるの**がいいわね。それから，**分かりやすく筋道を考えていく方法にはロジックツリー**という方法があるわ。これも頭に入れておくと便利よ。これについては，今度詳しく説明するわ（詳細はP.73参照）。

▶6W3Hに沿った現状把握（詳細はP.70参照）

花子：次は何をすればいいですか？

部長：次は現状把握よ。大切なのは，情報をできるだけ多く集めること。情報が多いほど，問題を解明しやすいからね。ただし，限られた時間で行うことだから，**効率的に情報収集する**必要があるわね。

花子：効率よく情報を集める方法なんてあるんですか？

部長：そうねえ〜。例えば，**6W3Hの枠組みに沿って収集する**というのはどうかしら？

花子：6W3Hって何ですか？

部長：ニュース記事が5W1Hで書かれていることは知っているでしょ？

花子：What, Where, When, Who, Why, Howのことですよね？

部長：そうそう，よく知っているわね。その5W1Hに，Whom, How many,
How muchの1W2Hを付け足したものが6W3Hよ。

Point 10　6W3Hを使った情報収集

・**W**hen	→	問題はいつ起こったか。
・**W**here	→	問題はどこで起こったのか。
・**W**ho	→	問題の主体は誰か。
・**W**hom	→	誰に起こったのか。
・**W**hy	→	なぜ起こったのか。
・**W**hat	→	どんな問題が起こったのか。
・**H**ow	→	問題はどんな状態か。
・**H**ow much	→	問題にかかわる金額はどのくらいか。
・**H**ow many	→	問題の数量や回数はどのくらいか。

要因分析

▶ロジックツリーを使った要因分析（詳細はP.73参照）

部長：花子さん，では，どうして外来の救急対応はうまくいっていないと思うの？

花子：いろいろありすぎて一言では言えません。一番の理由は，常勤看護師が異動になったことだと思いますが……。

部長：本当にそれが原因？

花子：そう言われると，それだけではないかも……。

部長：そうね。私たちが課題を解決する時は，**本当の問題を探さなければならないのよ！**

花子：本当の問題って何ですか？

部長：**問題を引き起こしている要因の中で，最も重要視する要因のことよ。**

花子：そういうことだったんですか…。でもそれを探す方法があるんですか？

部長：この間話したロジックツリーって覚えてる？

花子：そう言えば習いましたね。アルゴリズムのようなものですよね。

部長：そのロジックツリーを使うと重要な要因が見つかると思うわ。

花子：早速やってみます。気をつけることは何かありますか？

部長：MECE って言ってね，**漏れても重複してもいけない**のよ。それから**ディメンション（抽象水準）を合わせ**ないとね！

花子：ちょっと難しそうですけど，やってみます！

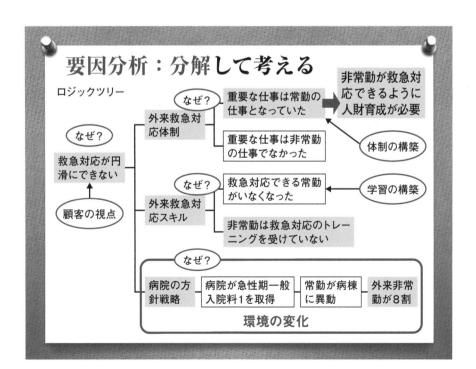

ロジカルシンキングの基本

MECE（Mutually Exclusive Collectively Exhaustive：ミッシー）

漏れなく重複なくという意味。検討に漏れがあったり重なっていたりすると，効果的・効率的に正しい結論に至ることができない。

ロジックツリー

ある事象間をロジックによってツリー状に展開していく手法。結果としてその原因を掘り下げていく，もしくはある目的を実現する手段を具体化していく時に用いる。WHYツリー（原因追究ツリー），HOWツリー（課題解決ツリー），WHATツリー（要素分解ツリー）の3種類がある。

**学習の
まとめ**　看護管理実践計画書は，論理的思考が重要である。そのためには，MECEやロジックツリーを使いながら思考を整理し，6W3Hを使って現状把握することが大切である。

自組織の現状分析

▶現状分析とは（詳細はP.106, 108参照）

花子：だいぶ分かってきましたが，次は現状分析ですよね。現状分析って何ですか？

部長：「現状把握」の段階では，環境が変化したため，そこから何かしら不具合が生じてきており，その問題を置き去りにしておくと，さらに状況が悪化すると考えて，自組織の問題としてとらえ，今回取り組むことにしましたね。しかし，それはあくまでも漠然とした自分の印象や感覚であって，どのような状況や要因が隠されているか分からないでしょ？　だから，さらに進めて客観的に分析をする必要があるのよ。

花子：すごく難しそうですね…。

部長：難しいことはありませんよ。授業でも，マクロ分析やミクロ分析，内部環境分析，外部環境分析って勉強したでしょ？　ちょっと，思い出してみましょうか。

花子：そう言えば，**マクロ分析ではPEST分析。外部環境・内部環境分析では SWOT分析。**ここでやっと役に立つんですね。ちょっとわくわくしますね！

Point 12	**現状分析**

　自部署の状況や背景などを詳しく分析すること。マクロ分析にはPEST分析，内部環境・外部環境分析にはSWOT分析を用いる。

　マクロ分析とは，自組織を取り巻く大きな視点で行う分析のこと。

▶PEST分析

部長：では花子さん，マクロ分析で見たらどうかしら？　PEST分析で考えてみましょうね。その前に，PEST分析がどういうものだったか覚えてる？

花子：**マクロ環境を把握するために，政治的や社会的な視点から総合的に見ていく分析**だったと思います。

部長：そうね。よく覚えていましたね。もう少し詳しく言うと，自組織を取り巻くマクロ環境のうち，**現在ないし将来の事業活動に影響を及ぼす可能性のある要素を把握してその影響や変化を分析する手法**のことね。**政治，経済，社会，技術の視点から見ていく**といいわよ。

花子：そうすると，え〜と…，まず政治的には，マイナンバー制度のような法改正がありますよね。最近では経済的には，新資本主義とか話題ですよね。消費税の動向などもありますよね。それから社会的には働き方改革とか言われていますよね。あと技術的には，医療DXが話題ですよね。そして，何と言っても，新型コロナウイルス感染症（COVID-19）ですよね。

部長：今回のテーマに関係のありそうな視点ではどんなものがあるかしら？

花子：今回のテーマは救急対応における人財育成だから……。うちの病院の救急体制はどうだっけ？　確か２次救急指定病院ですよね。それから，最近，大腿骨頸部骨折の高齢者の救急件数が増加しているように思います。患者さんも以前に比べると高齢の方ばかりですよね〜。特に75歳以上の後期高齢者が多くなって，患者全体の平均年齢が上がっているようです。そう考えると，地域の高齢化率が必要そうです。

部長：そうね。高齢化などの人口動態の他にも，看護師の裁量権拡大などの法律改正などの政策もあるわね。看護管理実践計画書では，診療報酬改定，高齢化，看護師の業務拡大と負担軽減，タスクシフト・タスクシェアリングや２次医療圏かどうかなど，必要なことが多いから覚えておくといいわよ。

現状分析
マクロ環境を把握するPEST分析

Politics （政治・法律的 環境要因）	診療報酬改定，マイナンバー制度 法改正（看護師の裁量権拡大）
Economy （経済的 環境要因）	消費税10%，失業率，TPP 新資本主義，GDP
Society （社会的 環境要因）	超高齢社会，2025年高齢多死時代問題， 働き方改革
Technology （技術的 環境要因）	医療DX，医療のグローバル化

Point 13 PEST分析

マクロの視点で分析する手法の一つ。

Politics（政治・法律的環境要因）政界動向，医療界に影響のありそうな法規制や法改正，施策など。

　例）法律改正，政権交代，外交・税制

Economy（経済的環境要因）日本全国レベルや地域レベルでの景況

　例）成長率，景気動向，GDP，日銀短観，株価，金利，失業率

Society（社会的環境要因）人口の推移やライフスタイル，文化など

　例）人口動態，教育，宗教，世間の関心

Technology（技術的環境要因）医療界に関係の影響が考えられる技術の動向

　例）技術革新，製造工程，製品技術，広告手法

【分析時の注意点】

・一般的な環境ではなく，自組織にかかわる環境を見る。

・現在を見るだけでなく未来を予想する長期的視点が必要である。

・環境の変化に対して効果的なのものを考察する。

▶SWOT分析（詳細はP.118参照）

部長：次は内部環境・外部環境分析ね。

花子：はい。それは授業で習ったSWOT分析が使えます。確か，**強みと弱み，機会と脅威に分けて分析する方法**でしたよね。

部長：そうね。SWOT分析は4つに区別してプラス要因とマイナス要因が対比できて

分かりやすいから，戦略立案の時に比較的簡単にできると思うわ。

花子：簡単なんですか!?　実際作成してみないとやっぱり分からないですよね。

部長：そうね。じゃあ実際に考えてみましょう。まず**内部環境**ね。内部環境は何を分析するんだっけ？

花子：**強みと弱みの分析**です。

部長：正解！　**強みと弱みの分析は内部環境で，時間軸は現在**よ。
　　　では，外部環境分析は？

花子：**機会と脅威を分析**して…，確か，**将来についての時間軸の分析**でしたよね。

部長：そうね，よく覚えているわね。時間軸を間違えやすいことがあるから注意してね。将来の状況を予測して布石を打つという点で，機会と脅威は特に重要よ。何事も前もって準備しておくことが大切。ことわざでもあるでしょ，「備えあれば憂いなし」って。それから，機会は英語ではOpportunityと言って，好機という意味で使うのよ。

花子：他にも分析方法はあるんですか？

部長：よく使うものとしては，魚の骨のように要因を探していくフィッシュボーン分析というのがあるわね。それから，**事業資産運用の分析には，PPM（プロダクト・ポートフォリオ・マネジメント）という方法**があるわ。これは，どんな事業に分かれているかを分析する時に便利ね。例えば病院でも，急性期機能だけでなく，回復期リハ病棟や療養病棟のように多機能の病院があるでしょ。そういう事業内容を知るのに便利なの。

花子：**ポートフォリオは，資源を分散しているということ**ですよね。

部長：そう，資源を1つに集中させると失敗した時が大変だから，分散投資という考え方があるの。資源の投資の仕方には選択集中と多角化と大きく2つに分かれるということを頭に入れておくと戦略を立てる時に役に立つわ。それから，事業にはライフサイクルがあって，人間と同じように新しく事業が誕生して，いつか消滅してしまうのね。だから常に世代交替があると考えた方がよいのよ。
　　　さあ，実際に強みを分析してみましょう！　うちの病院の強みは何かしら？

花子：駅から近い。看護師の離職率が低い。クリニカルラダーや卒後教育が充実している。難治性褥瘡治療の紹介患者が多い。糖尿病の専門医がいる。回復期リハ病棟や療養病棟を併設しているので退院が緩やかである。……そのくらいでしょうか？

部長：じゃあ，弱みは？

花子：え〜と……。看護師の平均年齢が高い。保育支援体制がない。看護師の救急対応のスキルが低い。熟練したMSWがいない。退院支援が弱い。パート看護師の救急対応など実践能力が低い……かな？

部長：じゃあ次。機会は何？

花子：近くにサービス付き高齢者向け住宅ができるので，回復期リハ病棟の在宅復帰率が改善すると思われること。また，外来受診の患者さんが増加すると思われること。

部長：脅威は？

花子：少子高齢化が進むので，看護師の確保が今後さらに難しくなると思われることですね。それに，近隣に介護福祉施設がどんどんできていますから，地域の介護職は病院だけでなく働くところが選べるようになってきています。

部長：分かったわ。じゃあ，そろそろ，SWOT分析の表にまとめてみましょうか。

SWOT分析

	強み（S）	弱み（W）
内部環境分析	駅から近い 看護師の離職率が低い 教育が充実している 難治性褥瘡患者の紹介が多い ケアミックス型のため退院が緩やか	看護師の平均年齢が高い 救急対応スキルが弱い 熟練したMSWがいない 退院支援が弱い 保育支援体制が整備されていない 非常勤看護師の救急対応の実践能力が低い
	機会（O）	脅威（T）
外部環境分析	サービス付き高齢者向け住宅建設予定に伴う在宅復帰率の改善 外来受診患者の増加 入院患者の増加	少子高齢化による看護師の確保困難 介護福祉施設建設予定による介護職の確保困難

Point 14 SWOT分析を用いた環境分析

　SWOT分析とは，経営環境を内部環境と外部環境に区分し，プラス要素とマイナス要素の視点から内部環境は自組織の強み（Strength）と弱み（Weakness）に，外部環境は機会（Opportunity）と脅威（Threat）に，分けて事業機会を探索する方法。

内部環境： マーケティング力，技術・生産能力，研究開発力，購買力，財務力，人材・組織力など

ミクロの外部環境： 市場，競争業者，供給業者，中間媒介業者など，直接影響を与えるもの

マクロの外部環境： 人口統計学的環境，経済環境，技術環境，政治・法律環境，

	社会・法律環境，自然環境など，間接的に影響を与えるもの	
	強み（Strength）	弱み（Weakness）
内部環境分析 （時間軸は「現在」）	他組織に比べて自組織の強みは何か	他組織に比べて自組織の弱みは何か
	機会（Opportunity）	脅威（Threat）
外部環境分析 （時間軸は「将来」）	市場にはどのような機会があるのか 組織を成長させる機会となるか	市場にはどのような脅威があるのか 組織の成長を妨げる・存在を脅かす要因となる。

注意：強みと弱みは自組織の情報，機会と脅威は外部の環境であることに注意！

▶SWOT分析の手順（詳細はP.120, 123参照）

花子：だいたいのところは分かりました。作成する上で注意することはありますか？

部長：作成の手順と注意する点を**表1－1**にまとめておくわ。考え方としては，**内部環境においてプラスとなるかマイナスとなるかで，「強み」と「弱み」に分ける**と分かりやすいと思うわ。同じように，**外部環境でも，プラスとなるかマイナスとなるかで「機会」か「脅威」を決める**と分類しやすいと思うわ。

表1－1：SWOT分析の作成手順の注意点

①自組織の理念・看護部目標を確認する。

②今回取り組む目的・意義に沿った内容とする。

③「強み」と「弱み」，「機会」と「脅威」をリストアップする。

例1）看護実践能力の高い看護師がいて，それが自組織にとってプラス要因と考えれば，「強み」に書く。また，看護師の定着率が低く，それがマイナス要因と考えれば「弱み」に書く。

例2）近隣に老人保健施設の建設予定があることに対して，プラス要因と考えれば「機会」のところに書く。また，近隣に大病院建設予定があることに対してマイナス要因と考えれば「脅威」のところに書く。

注1）強み・弱みは，現在の時間軸で考える。

注2）付箋などを使用してもよい。

注3）細かいことは気にせず，どんどん書いてみる。

注4）一つの現象には「強み」と「弱み」の両面があるので，無理に分けようとせず，両方に入れる。

注5）10個程度抽出する。

注6）簡潔に箇条書きにする。

注7）単語だけでは後で分かりづらいので，文章にする。

④リストアップした「強み」「弱み」を似たもの同士で集める。

⑤集まった「強み」と「弱み」をさらに整理し，名前を付ける。

⑥自組織外において，「強み」を発揮できるものを「機会」，「弱み」がさらにマイナスの影響を与えるものを「脅威」としてとらえる。

注1）機会・脅威は将来の時間軸で考える。

注2）日頃から新聞，雑誌，専門誌，学会などを通じて外部情勢の情報を得るようにしておく。特に，診療報酬改定や法改正には目を向けておく。

課題の明確化

▶明確にする方法（詳細はP.106参照）

花子：現状分析はよく分かりましたが，課題を明確化するって何をすればいい
んですか？

部長：課題解決は，課題把握，課題確定，解決実行という大きく３つのプロセスに分
かれるのよ。１つ目の課題把握は，提起された課題がどのような性質のものか
を調べる段階だったわよね。今回行うのは，２つ目の課題確定よ。**課題確定と
は，解決の対象となる課題が何であるかを見極めて，どのような状態になれば
解決と言えるのかを示すことなの。**

花子：部長，課題を見つけるまでのプロセスが長すぎて，とても面倒に思えるんです
けど……。もっと簡単な方法はないんですか？

部長：そうね。でも，課題が何であるかってなかなか分からないこと多いでしょ。課
題の発見って一見簡単そうだけれど，実は現場の状況に埋もれていて発見が難
しいことが多いのね。だから，**課題が何かを特定できれば，もう９割は解決し
たも同然**って言われているのよ。解決する課題が違っていたらどうにもならな
いものね。

花子：でも部長，SWOT分析まで使って分析しているのだから，もう課題を確定した
も同然だと思うんですけど……。

部長：今度は，その分析したデータを使って解決すべき課題が何かを決めなければな
らないのよ。つまり，**課題の明確化というのは，課題の本質について明らかに
すること**なのね。それをしないままに課題解決すると，全く見当違いの課題を
解決してしまうこともあるの。そうすると，課題を解決するどころかさらに拡
大したり，しなくてもよいことをしたりして遠回りの課題解決となって，ス
タッフみんなが疲弊したりすることになるのね。

花子：そう言えば，そうですね。マネジメントって時間との闘いですものね。でも，
何か例を挙げて教えてもらえませんか？

部長：例えば，ある病棟で誤薬件数が多いことが問題に挙げられたとするでしょ。そ
の問題の要因が「忙しいから」ということになったらどう？ 忙しくなければ
問題は解決できるのかということになるわよね。でも，本当はいろいろ隠され
ている問題があるじゃない？ 薬の取り扱いのルールがしっかりしていなかっ
たり，薬剤を詰める際の薬剤の３原則が守られていなかったり，責任回避の風
土があったりという具合に……。こうした**本質的な問題を解決しなけれ
ば解決したことにならない**のよね。

Point 15 課題の明確化

- 課題解決のプロセスは，①課題把握，②課題確定，③解決実行の３つに分かれる。
- 課題確定とは，解決の対象となる課題が何であるかを見極め，どのような状態になれば解決になるかを示すこと。
- SWOT分析を用いて現状を分析する。
- クロスSWOT分析で重点的に取り組む課題を検討する。
- 優先度を考えて今回取り組まなければならない最重要課題を明確にする。
  ＊課題＝あるべき姿と現実のギャップ→戦略目標
  課題は，期待される結果，つまり戦略目標につながるものである。

▶明確化の手順（詳細はP.127参照）

部長：次は，最初のSWOT分析をさらに進めて，課題を明確にする方法を説明するわね。

花子：何か方法あるんですか？

部長：比較的簡単で分かりやすい方法はクロスSWOT分析ね。これは，強み・弱み・機会・脅威を組み合わせて戦略を考える手法よ。

花子：部長，実際にはどのようにするんですか？

部長：積極的戦略，差別化戦略，弱み克服策，最悪事態回避策の４つに分けて戦略を考えるのよ。

Point 16 課題の明確化の手順

　クロスSWOT分析を使い，積極的戦略，差別化戦略，弱み克服策，最悪事態回避策の４つを考え，課題を明確化する。

▶クロスSWOT分析（詳細はP.127参照）

花子：積極的戦略って何ですか？

部長：積極的戦略とは，機会（チャンス）をつかんで自組織の強みをさらに活かすことね。強みと機会を組み合わせて何が可能かを検討するといいわ。

花子：差別化戦略は何ですか？

部長：差別化戦略とは，自組織の強みを活かして脅威に対抗することよ。自組織の強みをどう活かせば相手に対抗できるかを検討するといいわね。

花子：では，**弱み克服策**は？

部長：弱み克服策は，**機会を取りこぼさないように，自組織の弱点をカバーしながら機会（チャンス）が来るのを待つこと**よ。

花子：**最悪事態回避策**も教えてください。

部長：最悪事態回避策は，**自組織の弱点と脅威で最悪の事態を招かないようにすること**よ。

花子：例を挙げてこの4つを説明してもらえませんか？

部長：そうね。まずは積極的戦略ね。**積極的戦略は，強み×機会**だから，「近隣のサービス付き高齢者向け住宅の建設を活かして高齢の患者を増やす」となるかしら。

花子：では，差別化戦略はどのようになりますか？

部長：**差別化戦略は，強み×脅威**だから，「駅から近いことを活かして求人を行い少子高齢化による看護師不足に備える」かしらね。

花子：弱み克服策はどうなりますか？

部長：**弱み克服策は，弱み×機会**だから，「救急対応看護実践能力が弱いことを克服し，サービス付き高齢者向け住宅の建設に備え，救急件数を増加させる」。

花子：あとは最悪事態回避策ですね。

部長：**最悪事態回避策は，弱み×脅威**だから，「介護福祉施設建設に伴う介護職不足に備え保育支援体制を完備し，介護職の流出を回避する」となるでしょうね。

クロスSWOT分析

		外部環境分析	
		機会	脅威
内部環境分析	強み	積極的戦略（強み×機会） 近隣のサービス付き高齢者向け住宅の建設を活かして高齢の患者を増やす	差別化戦略（強み×脅威） 駅から近いことを活かして求人を行い少子高齢化による看護師不足に備える
	弱み	弱み克服策（弱み×機会） 救急対応看護実践能力が弱いことを克服し，サービス付き高齢者向け住宅の建設に備え，救急件数を増加させる	最悪事態回避策（弱み×脅威） 介護福祉施設建設に伴う介護職不足に備え保育支援体制を完備し，介護職の流出を回避する

Point 17　クロスSWOT分析

　戦略には，積極的戦略，弱み克服策，差別化戦略，最悪事態回避策の4つがある。

積極的戦略（強み×機会）：機会（チャンス）をつかんで自組織の強みをさらに活かす方法。

差別化戦略（強み×脅威）：自組織の強みを活かして脅威に対抗する方法。

弱み克服策（弱み×機会）：機会を取りこぼさないように，自組織の弱点をカバーしながら機会（チャンス）が来るのを待つ方法。

最悪事態回避策（弱み×脅威）：自組織の弱点と脅威で最悪の事態を招かないようにする方法。

▶問題の優先度の決め方（詳細はP.132参照）

花子：だいぶ理解できてきたような気がしますが，これから先はどうするんですか？

部長：クロスSWOT分析から分かったように，問題は一つだけとは限らないでしょ？こんなふうに**複数の問題を抱えているのが普通**なのね。そんな時，どうする？

花子：何から解決すればよいのか，分からなくなる時があるんです。そんな時は，自分が得意とするところから手当たり次第片付けていっていると思います。

部長：手当たり次第ということは，解決の優先順位を考えていないということね。そうすると，うまくいったこともあるでしょうけど，別の問題を引き起こしてしまったということもありそうね……。

花子：じゃあ，どのようにすればいいんですか？

部長：**複数の問題を抱えている場合は，どういう順番で解決していくかを考えることが必要**なの。

花子：どのようにして順番を決めるんですか？

部長：**解決の判断基準は，緊急性，重大性，拡大性，難易度の4つと言われている**のよ。

花子：緊急性って何ですか？

部長：どの問題もすぐに解決しなければならないぐらい差し迫っているかというと，そうでもないと思うの。小さな問題だけど，すぐに処理しなければならないものもあれば，大きな問題だけど，しばらく猶予のあるものもあるわよね。だから，**問題の状況を考えて，どれを先に処理すべきか判断する**ことが必要ね。

花子：重大性は何ですか？

部長：重大性というのは，最も基本的な基準で，放置したり失敗したりすると，それを処置する手間やコストが大きくなり，**さらに他へ及ぼす影響が非常に大きくなる**ことを意味しているの。だから，優先的に解決しておかなければならない問題と言えるわね。

花子：拡大性は？

部長：拡大性とは，**現在は大したことがなくても，早く処置しないと新しい問題を引き起こす恐れがあるかどうか**ということ。拡大性の高い問題も優先順位を高くしないといけないわね。

花子：難易度は何ですか？

部長：**解決の難しさの程度のこと**よ。解決までに要する手数を考えて解決しやすい方から難しい方へ優先順位をつけていくの。

花子：難しい問題の方が重大なことが多いから，難しい問題から解決していく方がいいんじゃないですか？

部長：問題解決では，**簡単な問題から解決していくのが原則**なのよ。学校の試験でもやさしい問題から解きなさいって言われたことはない？　難しい問題を解いていると，それに時間をとられて他の問題に取りかかる前に時間切れになることあるでしょ？　それと同じで，問題は常に発生しているから，解決しようとしている間に多くの問題が発生して，それらが連鎖的に影響し合うとさらに混乱の原因になることがあるわけ。分かった？

花子：部長，4つの基準は分かりましたが，どの基準を重視したらいいんですか？

部長：どれを重視するかは意外と難しい問題なのよね。**4つの基準を5点法で点数をつけて合計点から判断する**という方法があるわ。でも，**合計点だけでなく全体の状況を見て判断することも必要**ね。

Point 18　問題解決の優先度

　緊急性・重大性・拡大性・難易度を点数化し，全体のバランスから優先順位を決める。

緊急性：すぐに処置しなければ大変なことになる問題かどうか。問題の大きさや難しさとは別。

重大性：放置したり失敗したりすると，それを処置する手間やコスト，他への影響が大きいかどうか。

拡大性：現在は大したことがなくても，近い将来大きな問題になったり，新しい問題を引き起こしたりするかどうか。

難易度：技術・手間・コスト・人員などの点から取り組みやすいかどうか。処理しやすい問題から取り組んでいくのが原則。

花子：あの〜，この前，雑誌で**二次元展開法**についての記事があったんですけど，どういうものなんですか？　すごく難しそうだったんですけど……。

部長：二次元展開法は，最重要課題を決めるためのもう一つの方法ね。

花子：さっきの方法とどう違うんですか？

部長：優先度で決める点では同じだけど，二次元展開法は，**緊急度と重要度の2軸で決める**の。物事って，緊急で重要なことからするのが鉄則でしょ。そのルールどおりにすると言えば分かりやすいかしら？

花子：確かに，**緊急で重要なことという基準で決めれば，時間もかからないし**，簡単ですね。今度それ使ってみたいと思います。

戦略目標の立案

　課題が明確になったところで，いよいよ戦略目標を立案し目標達成に向けて舵をきります。ここでは，バランスト・スコアカード（BSC）を使って立案します。

▶ バランスト・スコアカードとは（詳細はP.150参照）

花子：バランスト・スコアカードとは何ですか？

部長：バランスト・スコアカード（Balanced Scorecard：BSC）とは，**戦略的業績評価指標と呼ばれる経営管理ツール**のことよ。基本的なフォーマットは**4行4列のマトリックスで構成**されているわ。

花子：どんな特徴があるんですか？

部長：特徴は，**経営の要素を学習と成長，業務プロセス，顧客，財務という4つの視点でとらえている**ことね。BSCは，**組織のビジョンと戦略を明確にして，そのビジョンを実現させるための具体的手順策定が可能になる**優れものなのよ。

花子：これを使うと，何かいいことあるんですか？

部長：BSCを使うと，ビジョンと戦略が明確になるから，財務数値の業績や財務以外の経営状況・品質などから経営を評価してバランスの取れた業績の評価が可能になるのよ。

花子：それでは，**学習と成長の視点**は何ですか？

部長：業務プロセスを改善し，**目標を達成するために，職員の能力をいかに開発し行動に移せるようにするかという視点**よ。

花子：**業務プロセスの視点**は何ですか？

部長：**顧客の満足を目指した実践プロセスから得られる視点**で，委員会活動や質の向上や安全の保証，現場の連携，人員整備や採用計画など，日々の業務プロセスをも成果としてとらえるものよ。

花子：**顧客の視点**って何ですか？

部長：顧客の視点は，患者だけでなく病院利用者や価値観からとらえた視点よ。**顧客満足度，顧客の利便性，ブランド訴求，評判などに関する成果を可視化していくもので，さらに職員満足度など内部顧客の視点もある**わね。

花子：**財務の視点**って何ですか？

部長：**財務的経営成果**で，病院経営においては病院の経済成果を高める視点として，収入の増減，患者の増減，経費の削減などに関しての成果をとらえることね。

バランスト・スコアカード

　ハーバード大学経営大学院のロバート・S・キャプラン教授と経営コンサルタントのデビット・P・ノートン氏によって開発され，1992年に発表された経営管理の考え方・手法で，世界的に普及している。**学習と成長，業務プロセス，顧客，財務の4つの視点から，組織全体の目標や戦略を重要業績評価指標（KPI：Key Performance Indicator）へと定着させていく。**これらの4つの視点間でのバランスを図ることによって，財務以外の経営状況や経営品質を評価し，バランスのとれた業績評価ができる。

構成要素

学習と成長の視点：業務プロセスを改善し目標を達成するために，職員の能力をいかに開発し行動に移せるようにするかの視点。

業務プロセスの視点：顧客の満足を目指した実践プロセスから得られる視点で，委員会活動や質の向上や安全の保証，現場の連携，人員整備や採用計画など，日々の業務プロセスをも成果としてとらえるもの。

顧客の視点：患者だけでなく，病院利用者の期待感や価値観からとらえた視点。顧客満足度，顧客の利便性，ブランド訴求，評判などに関する成果を可視化していくもので，職員満足度など内部顧客の視点も含まれる。

財務の視点：財務的経営成果で，病院経営においては病院の経済成果を高める視点として，収入の増減，患者増減，経費の削減などに関しての成果をとらえること。

▶戦略マップとは（詳細はP.156参照）

花子：部長，戦略マップというのもよく聞きますけど何ですか？

部長：戦略マップとは，**現状分析に基づいて作成されるビジョンに向かうべき道を示**したものよ。4つの視点に対応する**重要な戦略をカード方式で並べて因果関係に沿って矢印でつなぐ**の。

花子：例えばどういうことですか？

部長：例えば，学習と成長の視点（非常勤看護師の救急スキル向上）を実現すると，次に業務プロセスの視点（非常勤看護師が救急対応できる体制の構築）の戦略目標につながり，それを実現すると，顧客の視点（外来の救急対応スキルの向上により職員および患者満足度の向上）での戦略目標につながり，さらにそれを実現すると，財務の視点（救急件数の増大，収益性のアップ）の戦略目標につながる…というように，**下から上につながるところを矢印でつないでいく**ことによって，分かりやすくしたもののことを言うのよ。

花子：じゃあ，**連鎖のストーリー**ができるわけですね。

部長：そうよ，でも矢印にはルールがあるわ。

花子：どういうルールですか？

部長：**矢印は，下から上につなぐのが原則**なの。時には，上から下につなぐこともあるけど，多用はだめね。それから**両方向の矢印は使わない**こと。だから，常に学習と成長の視点から考えないといけないのね。

花子：ほかに注意することはありますか？

部長：矢印で結んだら，因果関係が成立しているかどうかを確認してね。上下の関係は，自問自答して明確に説明できれば因果関係が成立していることになるのよ。それから，作成した戦略マップを使って説明する時は，下から上に向かって説明してね。この時の下と上の関係は，why（なぜ？）に対してbecause（なぜなら～）になっているわ。

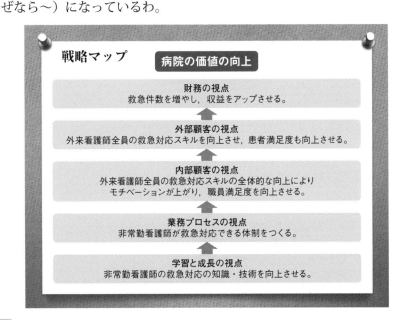

Point 20　戦略マップ

　戦略マップは，学習と成長の視点から，業務プロセスの視点，顧客の視点，財務の視点までを矢印でつなぎ，戦略目標達成までの道筋を明らかにしたものである。矢印は原則下から上につなぐ。両方向矢印は使用しない。

▶スコアカードに記入するもの（詳細はP.158参照）

花子：スコアカードには何を記入すればいいのですか？

部長：戦略マップで可視化した４つの戦略をまず，スコアカードの４つの視点のところに転記してください。

戦略目標

	戦略目標	重要成功要因
財務の視点	救急件数を増やし，収益をアップさせる。 ⇒	
外部顧客の視点	外来看護師全員の救急対応スキルを向上させ，患者満足度も向上させる。 ⇒	
内部顧客の視点	外来看護師全員の救急対応スキルの全体的な向上によりモチベーションが上がり，職員満足度を向上させる。 ⇒	
業務プロセスの視点	非常勤看護師が救急対応できる体制をつくる。 ⇒	
学習と成長の視点	非常勤看護師の救急対応の知識・技術を向上させる。 ⇒	

▶重要成功要因（CSF）とは（詳細はP.159参照）

花子：戦略目標を転記したらどうするんですか？

部長：次は，重要成功要因（CSF）を記入するの。

花子：重要成功要因って何ですか？

部長：**CSFは，目標が達成されたら，どのような状況・状態になるのかを具体的に示したもののことよ。計画が実現された時のあるべき姿をつくっている具体的な構成要素**と考えればいいわ。

花子：例えば，どんなことですか？

部長：簡単に言うと，ビジョンや戦略を達成するには何が必要かということね。例えば，外来の非常勤看護師が救急に対応できるようになるとしたら，どのような状態が良い状態と言えると思う？　学習と成長の視点ではどうかしら？

花子：え～と，まず救急対応の研修会の参加率が高い状態だと思います。

部長：じゃあ，業務プロセスの視点では？

花子：非常勤看護師が救急対応を円滑にできる状態だと思います。

部長：顧客の視点では？

花子：患者が救急対応に安心して満足してくださる状態だと思います。

部長：じゃあ，財務の視点では？

花子：救急対応が優れた病院になることにより，患者が増え，病院の収益が上がることだと思います。

部長：よくできましたね。**このCSFは，次に説明する重要業績評価指標（KPI）を設定する時の手助けにもなるのよ。**

花子：あ，そうなんですね。KPIとも横のつながりがあるんですね。

部長：よく気がつきました！　では，これらを表にしてみましょう！

重要成功要因

	戦略目標		重要成功要因
財務の視点	救急件数を増やし，収益をアップさせる。	⇒	救急件数が増え，収益がアップする。
外部顧客の視点	外来看護師全員の救急対応スキルを向上させ，患者満足度も向上させる。	⇒	患者が救急対応に安心でき，満足度が向上する。
内部顧客の視点	外来看護師全員の救急対応スキルの全体的な向上によりモチベーションが上がり，職員満足度を向上させる。	⇒	外来全体の救急対応のスキルが向上し，モチベーションが上がり職員の満足度が向上する。
業務プロセスの視点	非常勤看護師が救急対応できる体制をつくる。	⇒	・非常勤看護師の救急対応体制プロジェクトが開催されている。 ・非常勤看護師の救急対応マニュアルが作成されている。
学習と成長の視点	非常勤看護師の救急対応の知識・技術を向上させる。	⇒	救急対応の研修会が開催される。研修会の参加率が高い。

Point 21　重要成功要因

　Critical Success Factorのことで頭文字をとって，CSFと言う。重要成功要因とは，目標が達成された時，どのような状況・状態になるか具体的に示したもののこと，または計画が実現された時のあるべき姿をつくっている具体的な構成要素のことである。

▶重要業績評価指標（KPI）とは（詳細はP.160参照）

花子：4つの視点にそれぞれ戦略目標と重要成功要因（CSF）を書いたら次はどうすればいいですか？

部長：**重要業績評価指標（KPI），数値目標，アクションプランの順に横軸の方向に，それぞれ財務の視点，顧客の視点，業務プロセスの視点，学習と成長の視点の欄に記入してください。**

Point 22　横列のスコアカードの構成

　左から戦略目標，重要成功要因（CSF），重要業績評価指標（KPI），数値目標，アクションプラン（行動計画）の順に横に構成される。

花子：部長，重要業績評価指標って何ですか？

部長：よく言われるKPIのことね。KPIは，組織の**目標達成の度合いを測る物差し**よ。

花子：簡単に言うとどういうことですか？

部長：戦略がどれだけ達成されているかを**定量的に測る指標**だから，**基本的には数値で測れることが前提**ね。

重要業績評価指標

重要業績評価指標（Key Performance Indicator：KPI）
　組織の目標達成の度合いを測定する定量的な指標。数値で測定できることが前提。

▶SMARTとは（詳細はP.161参照）

花子：つまり，**目標を達成したかどうか評価する基準のこと**ですね。それでは，その
　　　評価基準を決める時の注意点はありますか？

部長：いいところに気がついたわね。**SMART**という言葉知っている？

花子：ちょっと聞いたことがあります。何かの基準だったかしら？

部長：英語の頭文字を取った言葉なんだけど，①**具体的**，②**計測可能（数字）**，③**達
　　　成可能**，④**関連性**，⑤**期限が明確**，この５つの規準よ。

花子：１つずつ教えてください。

部長：「具体的」は具体的な指標で示していること，「計測可能」は達成したことが数
　　　値で示されること，「達成可能」は達成できることかどうかということね。「関
　　　連性」は最終目標と関連してる指標でなければならないということで，「期限
　　　が明確」は目標達成の期限が明確になっているということよ。

SMART

　目標設定などに使用される５つの基準（Specific：具体的，Measurable：計
測可能，Achievable：達成可能，Relevant：関連性，Time-bound：期限が明
確）。頭文字をとってSMARTと呼ばれる。

花子：例えば，学習と成長の視点で策定する時，具体的にはKPIはどうなりますか？

部長：学習と成長の視点は，その上位の業務プロセスの視点を実現するためにどのよ
　　　うな研修やトレーニングが必要かを示したものだったわね。具体的には研修の
　　　企画・参加などが入ると思いますよ。

▶数値目標の決め方（詳細はP.161参照）

花子：数値目標はどのようにして挙げたらよいのですか？

部長：研修会への参加率や参加者の評価ね。今回の取り組みの場合は，非常勤看護師
　　　の救急対応研修の参加率80％以上，救急対応看護実践能力試験70点以上が
　　　80％以上，などというようになるかしら…。

花子：では，業務プロセスの視点ではどうなるんですか？

部長：非常勤看護師が救急対応を円滑にできる仕組みをつくることね。例えば，まずその推進チームをつくるとか，推進チームが会議を開催するとか，その会議で非常勤看護師の救急対応のマニュアルを作成するとかいうものが入るわね。

花子：数値目標はどのようになりますか？

部長：会議の開催数3回以上，推進チームのメンバーの会議参加率90％以上，マニュアルの作成の期日12月までと使用率100％などになるかしら。

花子：では，内部顧客の視点ではどうなりますか？

部長：非常勤看護師の救急対応における看護実践能力が強化されることにより，スタッフの仕事が円滑となり，スタッフの満足度が向上し，さらに自己啓発などを通じて看護の質が向上することね。

花子：数値目標は何ですか？

部長：そうね，「職員の満足度調査で，80％以上の職員が満足と答える」。こんな感じかしら。

花子：では，外部顧客の視点ではどうですか？

部長：主に患者や家族が満足したかどうかを見ることや，患者や家族の期待感ね。

花子：数値目標はどうなりますか？

部長：患者や家族への質問調査などでみる方法により患者満足度70％以上となるかしら。

花子：最後の財務の視点はどのようにするんですか？

部長：顧客満足度を実現させたことが，最終的にコスト削減や収入のアップなどの経済効果につながったかどうかよ。

花子：実際の数値目標はどうなりますか？

部長：病床利用率85％以上，平均在院日数17日未満，紹介・逆紹介50％以上，医業収益10％アップ，施設との連携率の20％増加などになりそうね。

花子：どのようなことに気をつければいいですか？

部長：平均在院日数を短くすると，病床利用率や収益が下がることもあるから要注意ね。他にも，手術件数や新規患者数，診療報酬点数のアップ，経費削減などがあると思うわ。

花子：今までの内容を総合してみると，どんな表になるのかしら？

部長：はい，じゃあどんな表になるか実際につくってみましょう！

学習と成長の視点

	重要業績評価指標（KPI）	数値目標	アクションプラン
学習と成長の視点	救急対応の学習会の開催回数	毎月1回	救急対応学習会を開催する
	学習会への参加率	80％以上	学習会にスタッフを参加させる
	参加者への達成度，評価，テスト形式	70点以上が80％以上	参加者の達成度をテスト形式で評価する

▶ 4つの視点の縦の関係 (詳細はP.152, 157参照)

花子：4つの視点の縦の関係は何ですか？

部長：BSCの特徴は，財務の視点，顧客の視点，業務プロセスの視点，学習と成長の視点にそれぞれ，因果関係があることなの。

花子：因果関係って何ですか？

部長：簡単に言うと，**財務の視点を達成するには顧客の視点が必要**で，**顧客の視点を達成するには業務プロセスの視点が必要**で，**業務プロセスの視点を達成するには学習と成長の視点が必要**というように，**連鎖している**ということよ。逆に考えると，**学習と成長の視点を達成すれば業務プロセスの視点が達成でき，業務プロセスの視点を達成すれば顧客の視点が達成でき，顧客の視点を達成すれば財務の視点が達成できる**というようにつながっているということです。

花子：そういう意味があったんですか……。

部長：そうなんですよ。時々4つの視点に関係なく目標を立てているのを見かけますが，それでは，目標を4つの視点でとらえることができなくなるので注意してくださいね。

花子：そうですか。ということは，**縦横に整合性が必要**ということですね。

部長：そうよ，いいところに気がついたわね！　目標を達成するには何をしなければならないかという縦の**4つの視点のつながり**と，目標を達成するための測定基準やその数値目標はいくらかという**具体性**があるところがこの手法の優れているところよね。

花子：4つの視点間の因果関係が分かることで，何か他にメリットはありますか？

部長：**短期と長期，内部と外部，財務と非財務，過去と未来など，利害関係者間のバランスが取れた戦略を策定することが可能になる**と思うわ。

Point 25 財務の視点，顧客の視点，業務プロセスの視点，学習と成長の視点との関係

上から下への連鎖：財務の視点を達成するには顧客の視点が必要。顧客の視点を達成するには業務プロセスの視点が必要。業務プロセスの視点を達成するには学習と成長の視点が必要。

下から上への連鎖：学習と成長の視点を達成すれば，業務プロセスの視点が達成できる。業務プロセスの視点を達成すれば顧客の視点が達成できる。顧客の視点を達成すれば財務の視点が達成できる。

▶ 2つの顧客の視点

花子：部長，顧客の視点には2つあるって聞いたことがあるんです…。一つは患者だと思うんですが，もう一つは何ですか？

部長：**顧客の視点には，内部顧客と外部顧客がある**のね，外部顧客は患者や利用者や地域住民などで，内部顧客は職員を指しているわ。職員の満足度が高くない病院は顧客満足度も低いってよく言うでしょ。

> **Point 26　2つの顧客の視点**
>
> 顧客には，外部顧客（患者，家族，地域住民，連携施設など）と内部顧客（職員）がある。

花子：そうすると，顧客の視点をさらに2つに分けるから合計5つの視点ということになりますよね。

部長：そうね，5つの視点になるわね。

花子：最終的にどんな表になるんですか？

部長：では早速，見てみましょう！

スコアカード

	戦略目標	CSF	KPI	数値目標	
財務の視点	救急件数を増やし，収益をアップさせる。	救急件数が増え，収益がアップする。	・救急件数 ・外来医業収益	・今年度1,000件以上 ・医業収益10%アップ	アクションプラン　別紙
外部顧客の視点	外来看護師全員の救急対応スキルを向上させ，患者満足度も向上させる。	患者が救急対応に安心でき，満足度が向上する。	・患者満足度	・80%が良	
内部顧客の視点	外来看護師全員の救急対応スキルの全体的な向上により，モチベーションが上がり職員満足度を向上させる。	外来全体の救急対応のスキルが向上し，モチベーションが上がり職員の満足度が向上する	・職員満足度	・80%が良	
業務プロセスの視点	非常勤看護師が救急対応できる体制をつくる。	・非常勤看護師の救急対応体制プロジェクトの開催されている。 ・非常勤看護師の救急対応マニュアルが作成されている。	・非常勤看護師の救急対応体制プロジェクトの開催の有無 ・非常勤看護師の救急対応マニュアルの作成	・プロジェクト会合毎月1回開催 ・マニュアル年内作成完了	
学習と成長の視点	非常勤看護師の救急対応の知識・技術を向上させる。	救急対応の研修会が開催される。研修会の参加率が高い。	・学習会開催 ・学習会参加率	・毎月1回 ・8割以上参加	

アクションプランの立案

▶アクションプランの策定手順（詳細はP.162参照）

花子：部長，ここまでは分かりました。その横にあるアクションプランとは何ですか？

部長：戦略マップに基づいて設定された戦略目標と重要成功要因に基づいて定められたKPIごとに数値目標を決めたでしょ。数値目標は事業計画と整合性をもって予算を反映させて上位目標を達成するための目標値を言います。**アクションプランは，この数値目標を確実に実現するための具体的行動計画のことなのよ。**

花子：具体的にはどのように策定するんですか？

部長：**目標を達成するための具体的な行動計画の内容と担当者を決めていくのよ。**

花子：何か注意することはありますか？

部長：そうね，**6W3H1G**で考えて作成すると，漏れなく重複なく作成できると思いますよ。

花子：6W3H1G って何ですか？

部長：Why, When, Where, What, Who, Whom, How, How much, How long, Goalのことよ。

花子：6W3Hに，Goalが加わるんですね。

部長：数値目標を達成するには，なぜ，いつ，どこで，何を，誰が，誰に，どのように，いくらで，どのくらいの期間で，ゴールは？　ということを明確にする必要があるということね。

花子：では実際には，学習と成長の視点ではどうなりますか？

部長：「非常勤看護師対象の救急対応についての研修会を企画する」となるわね。

花子：では，業務プロセスの視点ではどうなりますか？

部長：率先して動いて改革していってくれる救急対応推進チームの結成かしら。このメンバーを中心に研修会の企画などもしてもらうといいわね。

花子：顧客の視点ではどうですか？

部長：まず，外部顧客の視点では，非常勤看護師の救急対応看護実践力の強化により，患者や家族が救急医療に安心していただいているか，満足していただいているかを調査することでしょうね。

花子：内部顧客の視点ではどうですか？

部長：非常勤看護師の救急対応看護実践力が強化されたことで，自分のやる気やモチベーションの向上につながったかを見ることになるわね。

花子：財務の視点ではどうでしょうか？

部長：非常勤看護師の救急対応看護実践力が強化されたことで，顧客満足度が向上し，その結果，救急件数や外来患者数が増加しているかを見ることになるでしょう。

花子：他にも気をつけることはありますか？

部長：この取り組みは外来の変革とも言えるものだから，レビンの変革理論を使うとさらによいかもしれないわ。

花子：そう言えば，講義で変革理論を習いました。こんな時に使うんですね。

部長：ちょっと思い出してみましょうか。

花子：確か，解凍が変化の必要性を認識させることで，変革が実際に新しい改革を行うことで，再凍結は何だっけ……。う〜ん。再凍結が分かりません。

部長：再凍結は，新しい行動基準を定着させることを強化することね。人間って慣れていることについつい戻ってしまうことってあるでしょ。その揺らぎを防ぐために，何か一工夫することが必要ってことね。

花子：よく分かりました。

Point 27 アクションプランの策定

　戦略マップに基づいて設定された戦略目標と重要成功要因について定められたKPIごとに数値目標を決め，6W3H1Gでアクションプランを策定する。

6W3H1G：Why（なぜ），When（いつ），Where（どこで），What（何を），Who（誰が），Whom（誰に），How（どのように），How much（いくらで），How long（どのくらいの期間で），Goal（明確な数値目標は）

Point 28 レビンの変革理論

　社会心理学者のレビンによって提唱された変革過程の3段階のプロセスを言う。

1）**解凍**：新たな変化の必要性を理解させ，新たな変化に向けて準備させる段階。

2）**変革**：実際に変革を実施し，新しい行動基準や考え方を学習させる段階。

3）**再凍結**：新しい考え方や変革を根付かせる段階。定着するためには強化が必要と言われている。

▶アクションプランの実施と評価（詳細はP.163参照）

花子：部長，アクションプランの実施と評価はどのようにするんですか？

部長：将来あるべき姿であるビジョンと戦略の実現に向け，数年先を見据えて数値目標を実現するために，アクションプランに落とし込んでいくことが必要ね。それから，誰がこれをするのか明確にしておく必要があるわ。**管理者自身の行うこととスタッフが行うことを明確にすることが必要**ね。そして，目標とアク

ションプランに対する評価をしてPDCAを繰り返していくことになるわね。

花子：Plan（計画）→Do（実行）→Check（進捗管理）→Action（達成度・状況に合わせた見直し）の順に，計画から評価までを繰り返すということですね。

部長：そうよ。あとは，職員の意欲向上につながるように，チャレンジできるようなものにするといいと思うわ。

花子：他に注意することはありますか？

部長：職員が目標を達成した時に満足や達成感が味わえるような仕組みの構築
　　　も必要ね。

アクションプラン
業務プロセスの視点の評価

日時	アクションプランの実施	実施者・評価
○○年 ○月○日	・救急対応研修会のプロジェクトを編成する。 ・リーダーおよびメンバーを選出する。 ・開催日，検討内容を決定する。	担当：佐藤 次回プロジェクト開催日確認 次回の検討事項確認
○○年 ○月○日	・プロジェクトでマニュアルを検討する。 ・マニュアル検討案の分担を決める。 ・マニュアル完成日を確認する。	担当：伊藤 次回までにマニュアル案提出（提出先，伊藤まで）

Point 29 アクションプランの実施と評価

　将来あるべき姿であるビジョンと戦略の実現に向け，数年先を見据えて数値目標を実現するために，アクションプランに落とし込んでいく。

　Plan（計画）→Do（実行）→Check（進捗管理）→Action（達成度・状況に合わせた見直し）の順に計画から評価までを繰り返す。

第 2 章

課題解決のプロセスをイメージする
フレームワークの概念

学習の要点

物事を論理的に考える時に最も重要なのは**全体像**であり，これを**フレームワーク**という言葉で表現します。言い換えれば，全体の**枠組み**です。このフレームワークがイメージできれば，思考が鮮明になり，**マクロからミクロ**へと進み，全体と部分との関係を把握することができます。

ここでは，論理的に考える方法としてフレームワーク手法を学びます。

佐藤式カ・タ・チ課題解決手法

　極められたものには，すべて**型**というものがあります。例えば，空手。空手は基本形をマスターすれば，どんな状況になっても**相手に勝つ力**となります。野球なら，古くは王さんの一本足打法，イチローのフォームです。

　型は，その動作を行うことにより，“**自分の脳にスイッチを入れ戦闘モード**”に入り，精神統一を行うことにより，**相手に勝ち，自分に勝つ**ということにつながるのではないかと思います。

▶カ（型）：空手の型のようなもの

物事には型がある

　スポーツと同じように，課題解決手法もフォームいわゆる型があります。この型をマスターすれば，基本形ができます。どんな場合でもこの**型に合わせることにより**，**課題を効率かつ効果的に解決する**ことができます。自己流ではいけません。

マネジメントは有限である資源を使って行われる

　ここで私たちのマネジメントに触れておきますが，私たちのマネジメントは有限である資源のマネジメントとなります。

　資源とは，皆さんもご存じのように**ヒト・モノ・カネ・情報・時間など**を指しており，私たちは**有限である時間**を使って課題を解決しなければなりません。つまり，**常に納期があり，時間との闘いである**ということです。

　もし課題解決に時間がかかっているようなら，上司からは「いつになったら解決できるの？　もう待てないから他の人に頼むわ」と，**自分の評価を下げる**ことになってしまいます。普段の業務であっても，例えば，入院患者の退院指導は患者が退院するまでに済ませておかなければなりませんし，申請・届出手続きなど行政に提出する書類にも期限があります（医療施設の多くは行政の監督下にあり，行政に提出する書類があります。この作業を怠ると業務停止というペナルティがあります）。また，学会に提出する看護研究の論文も期限付きです。発表したいと思っていた研究成果があっても，論文提出の期限が過ぎてしまったというようなことはありませんか？

　このように，私たちには**常に納期という時間の制約があります**。だからこそ，効率的・効果的に課題解決する必要があるわけです。

マネジメントにはエビデンスが必要

　それともう一つ，私たちの課題解決には，**エビデンスが必要**です。言い換えれば，“**何のために行うのか**”という**根拠や裏付けが必要**だということです。

▶タ（例えば）：何事も最初は模倣から

　何か新しいことを始めようとしたり，新しい手法を身につけようとしたりする時，最初は誰でも**手探り状態**でしょう。こんな時，どうしたらいいかしらと迷うことはありませんか？

　そんな時は，他人の書いたものを読んだり，話を聞いたりして**イメージすると理解しやすくなる**でしょう。よく分からないけど，とりあえずまねしてみたらうまくいったという経験があるはずです。

　例えば，英会話を習ったことがある人は思い出してみてください。微妙な子音の発音は，外国人講師の口の形をまねてみるとできたりするものです。そもそも，赤ちゃんはお母さんの言葉をまねしているうちにいつしか話せるようになるのですから，それと同じですね。

　つまり，手法を使った具体的事例を模倣するのが早くマスターするコツだということです。したがって，例えばどういうこと？　というイメージが重要です。

▶チ（知識）：知識・手法

　知識や**手法**は重要です。課題解決の場合は，特にMECEの考え方（P.95参照）や，ロジックツリー（P.73参照），SWOT分析／クロスSWOT分析（P.118，127参照），バランスト・スコアカード（P.150参照）などの分析手法や戦略手法が有用です。知識やこうした手法が自分の経験知と統合されれば新たなナレッジとなり，知恵として自分の引き出しに蓄えられます。

> **学習の**
> **まとめ**
> ・課題解決手法には，型がある⇒型をマスターしよう！
> ・マネジメントは効率的・効果的・エビデンス（根拠）が必要
> ・手探り状態の時は，まず模倣から始めよう！
> ・分析手法や戦略手法は有用

フレームワーク*¹の基本型

▶まずは全体像を把握する

　フレームワークをつかむとは，簡単に言うと**全体像**，**枠組**，**型**を頭に入れることです。そして，全体像をつかむとは，**ミクロではなくマクロで**，**枝ではなく森を見る**ことだと言えるでしょう。

＊1　**フレームワーク**：フレームワークとは，枠組み，構造，体制，ひな型のこと。考えるポイントをパターン化し，誰でも考えられるようにしたものを言う。目的や用途によってフレームワークを使い分け，仕事に当てはめて考えると，課題を論理的に簡単に解決することができる。

図2－1：フレームワーク

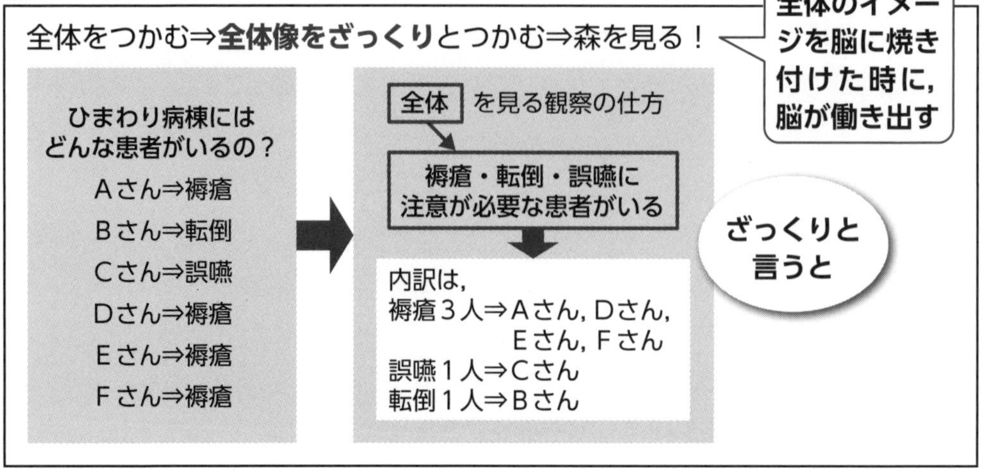

全体をつかむ⇒**全体像をざっくりとつかむ**⇒森を見る！

全体のイメージを脳に焼き付けた時に，脳が働き出す

ひまわり病棟にはどんな患者がいるの？
Aさん⇒褥瘡
Bさん⇒転倒
Cさん⇒誤嚥
Dさん⇒褥瘡
Eさん⇒褥瘡
Fさん⇒褥瘡

全体 を見る観察の仕方
↓
褥瘡・転倒・誤嚥に注意が必要な患者がいる
↓
内訳は，
褥瘡3人⇒Aさん，Dさん，Eさん，Fさん
誤嚥1人⇒Cさん
転倒1人⇒Bさん

ざっくりと言うと

　例えば，ひまわり病棟に入院している患者さんを個別に見ていくと，Aさんは褥瘡あり，Bさんは転倒しやすい，Cさんは誤嚥しやすい，Dさんは褥瘡あり，Eさんは褥瘡あり，Fさんは褥瘡あり，という具合になります。しかし，これではひまわり病棟がどのような病棟なのか今一つつかめません。そこで，全体を要約した見方をすると，褥瘡・転倒・誤嚥に注意が必要な患者がいて，その内訳は褥瘡は3人，誤嚥1人，転倒1人である，となります。

　このように，ざっくりと要点を押さえながら把握する方法（**図2－1**）を身につけると，スムーズに課題を解決することができます。

　要約した見方をするには，**無駄な部分は潔く捨てて大事なところだけを抽出する力**が必要です。言い換えると，かいつまんで話せる力です。

▶人間は全体的な見方をすれば理解しやすくなる

　ここでベルタランフィ[2]のシステムという考えを紹介しておきましょう。フレームワークという言葉とは異なりますが，この理論を説明すると分かりやすいと思います。

　理論生物学者であるベルタランフィは，物事を見て考える時は，**対象を包括的に考えることが重要かつ有効である**と述べています。そして，何らかの働きや活動の内部には構成要素がありそれらは連動しながら働いている（これを**システム**と言う）が，この内部にある構成要素を取り出しただけでは，全体が提供する機能や機序を理解することは難しいので，個々の要素でなく，その関連に着目しアプローチすることが必要である（これを**システム思考**と言う）としています。

---

*2　ベルタランフィ：オーストラリア出身の理論生物学者。個体発生は，システムとしての生体がもつ調節機能によるという有機体論を主張。その内容は，「生体は開放系で，全体的・動的・能動的な特性を持っている」と述べ，『理論生物学』（1932，42）を表した。その後，オタワ大学，アルバータ大学，ニューヨーク州立大学で教鞭を取り，一般システム理論（1968）に発展させた。
（Wikipedia「ルートヴィヒ・フォン・ベルタランフィ」より）

私たちがイメージできたと思う時や頭の中で像が結び付いたと感じた時は，**全体像や大まかな流れが分かった時**だと思います。私たちは，日常的に**枠組みで考える**という方法を取り入れていると言えます。

▶フレームワークの基本パターン

フレームワークには大きく３つのパターンがあります。WordやExcelなどの画面の上にあるSmartArtという記号のところを開くと多くのフレームワークのパターンが見つかります。つまり，フレームワークの基本パターンは私たちにはすでにおなじみです。主に使われるのは，並列化思考，時系列化思考，二次元化思考の３つで，それぞれ特徴があります。

並列化思考：階層化⇒要素を並列において考える。MECEの「漏れなく重複なく」に注意する。

時系列化思考：プロセス化⇒要素を時間の流れで分解して考える。

二次元化思考：マトリックス化⇒２軸で考える。

課題解決のためのフレームワーク

ここからは，課題解決についてです。

課題解決には課題解決のためのフレームワークがあります。それは，①現状把握，②現状分析，③課題の明確化，④戦略目標の策定，⑤アクションプランの５つのステージから成っています（**図２－２**）。

図２－２：課題解決のフレームワーク

課題解決には，まず**全体**を把握する！			
フレームワーク	**何をするか**	**ポイント**	**マスターする手法**
現状把握	問題発見 真の問題の追究	何が起こったのか？	6W3H
現状分析	原因・対策の前段階	なぜ起こったか？ どうすればよかったのか？	ロジックツリー SWOT分析
課題の明確化	問題から課題への転換	自分は何をすべきか？	クロスSWOT分析
戦略目標	自分の目標水準設定	どこをゴールにするか？	長期目標・中期目標・短期目標
アクションプラン	具体的行動	いつ，誰が，何をするのか？	PDCAサイクル 評価

これをマスターすれば完璧！

▶現状把握：問題発見と真の問題の追究

　課題を解決するためには，まず問題を発見しなければなりません。しかしこれは通常，簡単にはいきません。なぜなら，問題は当事者には見えないことが多く，現場に埋もれているからです。そして私たちが問題だと思っていることは，実は本当の問題ではないこともあります。

　そこで，**本当の問題を探し出す**ことが第1段階です。まず，何が起こっているのかをありのままに，そして正確に**客観的に把握**しましょう。これには6W3H（P.24，70参照）が有効です。

　私たちは問題を把握しているようでも，誰かに説明しようとした時に「あれ，いつ事件は起きたんだっけ？」「誰だっけ？」「どこで起きたんだっけ？」となったり，上司から質問された時に「すみません，調べて来ます」となったりしてその場ですぐ答えられないことがあります。

　そうです。私たちは，**分かっているつもりでもあいまいにしか把握していない**ということです。

　私自身も思い当たることが多々あります。ある時，スタッフから「部長，大変です！大事件です。患者さんがベッドに置いたお金がなくなったと言っています」と報告を受けました。しかし，いつ，どこで，どの患者さんがどのような被害にあったのか分かりません。また，十分に状況を把握していないので，なぜそのようなことが発生したのか原因は見当もつきません。

　このように私たちは，案外，いい加減に状況を把握しているものなのです。ですから，現状を把握することは大切なのです。

▶現状分析：原因・対策の前段階

　物事には**原因と結果**があります。問題が起こるのには原因があるということです。例えば，薬剤事故の場合，ダブルチェックをしなければならなかったにもかかわらず，忙しかったのでちょっと手抜きをしてしまったという原因があって誤薬をしてしまったという結果が発生するわけです。

　ですから，問題が起こった時は"なぜ起こったのか"を分析することが大切です。

▶課題の明確化：問題から課題への転換

　現状分析をして明らかになった問題が**自分にとって本当に取り組まなければならない課題であるかを吟味**する必要があります。それを分析する手法がSWOT分析です。この手法を使用して，自分を取り巻く内部環境と外部環境を分析します。この分析の結果，最も重要な課題が明確になったら戦略を策定します。これにはSWOT分析を展開した**クロスSWOT分析**という手法を使用します。詳細は第8章（P.117～）を参

照してください。

▶戦略目標の立案：目標水準の設定

　課題が明確になったら目標水準つまり，ゴールを決めます。一般的には短期目標，中期目標，長期目標というように段階を踏んで達成目標の水準を上げていきます。

　この時によく使われるのが**バランスト・スコアカード（BSC）**という戦略手法です。これは，「**学習と成長の視点**」「**業務プロセスの視点**」「**顧客の視点**」「**財務の視点**」の**４つの戦略の視点**から成っています。詳細は第９章（P.149〜）を参照してください。

▶アクションプラン：具体的行動

　ここからは，戦略を実際に実行に移す段階です。「いつ」「誰が」「何をするのか」を具体的に明記し，実行に移します。そして，実行されたことについて評価し，**PDCA*3サイクル**を回していくことになります（P.162参照）。

問題解決に悩むのをやめよう！

▶発想の転換こそが大切

　ところで，私たちの周囲を取り巻く世界は，実に悩ましいことばかりです。しかも近年の医療界の動向は，激しさを増しています。ひところIT業界では，「ドッグイヤーではなくマウスイヤー」と言われたことがありました。これは，これまでの変化のスピードを人の一生に例えるならIT企業では犬の一生ぐらい速いとされたが，現在はさらにスピードが増し，ネズミの一生ぐらい目まぐるしく変わっているという意味の言葉ですが，まさに医療界も同じような様相を呈しています。

　２年に１度の診療報酬改定は，医療現場にとっては，常にゼロから病院の体制を問うほどのものとなり，改定内容に応じて病院も生き残りをかけて病棟再編を行わなけ

---

*3　PDCA：PDCAは，生産管理や品質管理などの管理業務を円滑に進める手法として，W・エドワーズ・デミング博士らが提唱した考え方である。PDCAは，「Plan：計画を立てる」「Do：実行する」「Check：評価する」「Action：改善する」の頭文字を並べた言葉である。

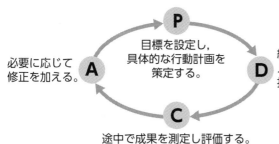

必要に応じて修正を加える。

P 目標を設定し，具体的な行動計画を策定する。

D 組織構造と役割を決めて人員を配置し，メンバーを動機づけ，具体的な行動を指揮・命令する。

C 途中で成果を測定し評価する。

ればなりません。それに適応できなければ，病院は淘汰されてしまうからです。例えば，公立病院の統合や病院のチェーン化などがすでに起こっています。そして，その間にも現場では大小のアクシデントやトラブル，人間関係の破綻などなど数多くの問題が起こっており，私たちは火消しに追われる一方で，経営側からは「病院存続のため，ベッド稼働率を上げるように」と声高に叫ばれています。私たちは始終，問題解決に奔走する事態となっていると思います。

しかし，いくら悩んでいても解決策は浮かんできません。かえって迷走してしまいます。大切なことは発想の転換です。まず，悩むことを潔くやめましょう！

▶ ポジティブに考える

私は，問題には必ず解決する方法があり，**解決できないのは，その方法を探し出せていないだけ**だと思っています。ですから，名探偵と言われるホームズのように，「名案はないかしら？」「良いアイデアはないかしら？」と問題の解決策を見つけることを楽しんでいます。そして，その方法を発見できた時は，「そうか，こういう方法があったのか」ととても楽しくなります。こうなったら，もう解決したも同然です。

ここで**悩むナースと考えるナースの違い**をみてみましょう。

同じ問題を解決するにしても，その人の姿勢やものの考え方で，モチベーションや取り組みに必要なエネルギーは大きく違ってくるものです。それにより，人生が明るくもなれば暗くもなるような気がします。

悩むナースは，くよくよして迷っているだけで，はっきり自分の考えが持てないでいます。思考停止の状態です。また，考えようとしていないので**発見やひらめきがなく**，自分で解決しようとせず**人に依存**します。何らかの仮説を立てて行動しようともしません。したがって，前進できず後退し，考えは**ネガティブ**になってしまいます。そして，**成り行き次第でプランがない**のも特徴です。その結果，失敗しても自分は運が悪かった，戦う相手が強すぎたなどの理由をつけて自分を慰めます。

それに対して，考えるナースは基本的に悩むということをしません。きっと何か方法があるはずと，いたって**前向き**です。そして，考えることが好きです。世の中で知られていないことや自分が知らなかったことに対しての**発見やアイデアを得ることが喜び**です。ですから，自分で切り開いて前に進むことができ，行動力もあります。考えて行動してみるという仮説と検証のサイクルを活かせています。**ポジティブ**で明るい性格ですが，**使命感も責任感もあり**，自分がするしかないと思っており，自分に対してゆるぎない信頼があります。今までも切り抜けてきたのだから，今回も自分はやり通せる，あるいはこの難解な局面を切り抜けることができるはずと思っています。また，**物事を時系列的に比較する習性や分析力**にも長けています。だからこそ，結果に対して**根拠ある予測をしながら行動**を実施することができるのです（**図2-3**）。

図2-3:「悩む人」「考える人」の違い

悩むナース	考えるナース
くよくよする 迷う 思考停止 考えられない⇒発見がない 前に進めない， 後退する⇒解決できない 行動できない⇒仮説と検証がない ネガティブ（暗い） 他力本願⇒自分で解決しようとしない	悩まない⇒方法があると思っている 考えることが好き⇒発見やアイデアを 　得ることが喜び 前に進む⇒切り開くことができる，行 　動力がある 考えて行動する⇒仮説と検証 ポジティブ（明るい） 使命感・責任感がある⇒自分がするし 　かない・自分を信頼している
ネガティブ（暗い）	**ポジティブ（明るい）**

▶課題解決の定石

　碁や将棋，空手に型があるように，**課題解決には定石があります**。私たちがこの定石を身につければ，経験や勘，度胸だけでは切り抜けられない環境の変化が激しい激動の時代を容易に生きていく手助けになります。そして，悩むナースから考えるナースに変身しましょう！

　まずはその定石，つまり課題を解決する手法をマスターしなければなりませんが，そのためには**論理的思考が必要**です。

　論理的思考ってなんか難しそう……なんて言わないでくださいね。実は本当は大変簡単なことなのですから。

　簡単に言うと，**相手の立場で相手の言葉で相手が納得できるように考えること**です。人間というのはわがままですから，私たちは自分中心に考えてしまいがちです。

　問題を解決する時は，必ず対象がいます。ですから，相手の立場に立って考えることが問題解決の早道と言えます。

　看護過程においても，十分に患者を理解しなければならないと教わったと思います。「患者さんのニーズを考える」のと同じように，「相手のニーズを考えて！」ということになるわけです。

　問題が解決できない時，あるいは何が問題なのか分からないけれど困った事態となっている時などは，自分の位置から見ていないか振り返ってみましょう。それから，その対象となる相手は誰なのか，患者なのか，家族なのか，スタッフなのか，上司なのかをしっかり見定めることも必要です（**図2-4**）。

> **学習の まとめ**
> ・論理的思考の第1段階は，対象である相手の立場で相手の言葉で相手が納得できるように考えること。
> ・相手とは誰かを意識すること。

図2-4：課題解決の定石

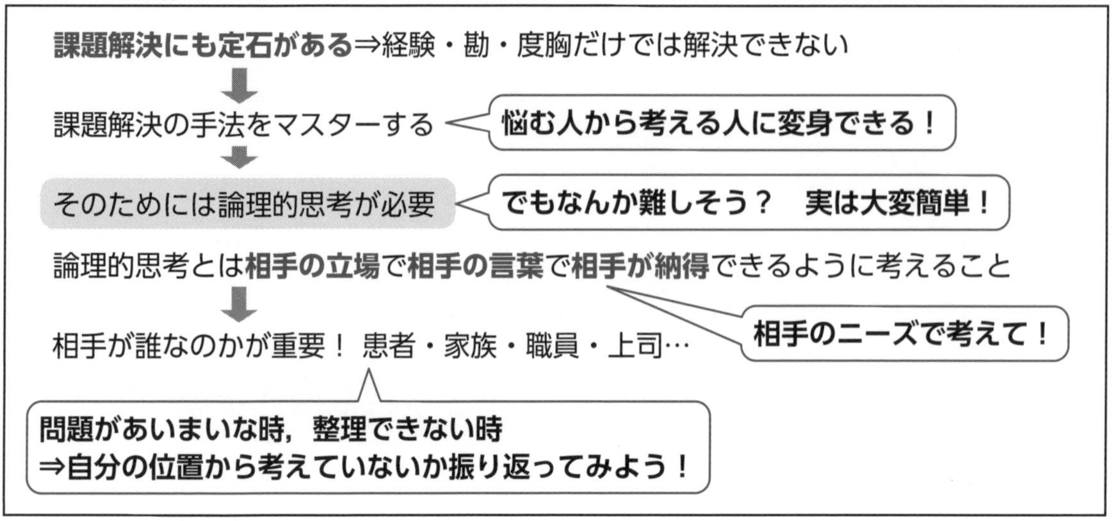

課題解決にも定石がある⇒経験・勘・度胸だけでは解決できない
↓
課題解決の手法をマスターする ◀ 悩む人から考える人に変身できる！
↓
そのためには論理的思考が必要 ◀ でもなんか難しそう？ 実は大変簡単！
↓
論理的思考とは**相手の立場**で**相手の言葉**で**相手が納得**できるように考えること
相手のニーズで考えて！
↓
相手が誰なのかが重要！ 患者・家族・職員・上司…

問題があいまいな時，整理できない時
⇒自分の位置から考えていないか振り返ってみよう！

問題と課題の違い

　皆さんは問題と課題という言葉を使い分けていますか？　ある時は「問題は～」と言ってみたり，またある時は「課題は～」と言ってみたり……，日本語って実にあいまいな言語ですね。ここで，問題と課題についてしっかり整理しておきましょう！

▶「課題」とは解決すべき「問題」

　問題は，誰にとっても**解決しなければならない**と思われるものですが，誰かが解決しなくてはならないものではありません。

　一方，**課題は解決しなければならない問題**と言えます。例えば，「体重を落とさなければならない」。これは個人的な課題と言えます。「どうして体重を落とさなければならないのか？」と言うと，「このままでは糖尿病の合併症が出てくる」というように，そこには解決すべき必然性があります。これが「課題」です。

　「収益を上げなければならない」「職員を教育しなければならない」「看護の質を向上させなければならない」「離職を食い止めなければならない」など，私たちの周囲には，解決しなければならない問題，つまり課題が山積みです。

▶誰が解決しなければならないかを明確にする

　解決しなければならないのであれば，解決するのは個人なのか，あるいは集団や組織なのかが明確になります。そう考えれば，特定の個人または集団に課せられた解決すべき問題が課題です。"佐藤流の定義"で言うと，**「誰かが解決しようと意志を持った時に課題となる」**となります（**図2-5**）。

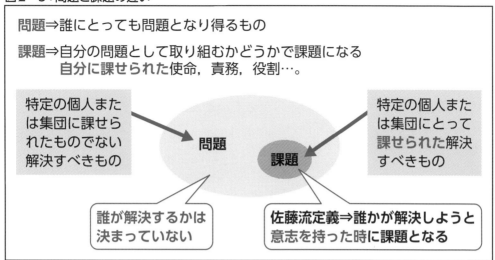

図2−5：問題と課題の違い

問題⇒誰にとっても問題となり得るもの

課題⇒自分の問題として取り組むかどうかで課題になる
　　　自分に課せられた使命，責務，役割…。

特定の個人または集団に課せられたものでない解決すべきもの

問題

課題

特定の個人または集団にとって課せられた解決すべきもの

誰が解決するかは決まっていない

佐藤流定義⇒誰かが解決しようと意志を持った時に課題となる

▶課題の見つけ方

　もう少し課題について踏み込んで課題を解決する手法を説明します。

　まず，私たちのあるべき姿をイメージしてみましょう。**「あるべき姿」**とは，**私たちが理想とする状態**です。例えば，「収益が向上し，病院の経営が安定している状態」「職員が離職せず，マンパワーが充足している状態」「職員が自己研鑽して常に成長している状態」など，いろいろ思い浮かぶと思います。

①**理想とする状態を知る**⇒理想とする状態を明確にします。

②**現実・現状を把握する**⇒理想とする状態と現実の差を把握し，この差を埋めなければならないかどうかを考えます。

　ここでお気づきだと思いますが，問題の時点では，困りごとなどの起こった物事は単なる現象にすぎなかったと思います。それが課題になると，理想と現実の差を埋めるという「実際の行動」を伴うレベルまで変化しています。

③**自分の使命を知る**⇒自分の立場があると思います。役職者だったり，リーダーだったり，先輩だったり，自分の立ち位置を確認しましょう。

④**方向（目的）を確認する**⇒そもそもあるべき姿はどのような状態であったかということを確認します。

　山登りで考えてみましょう。

　天気が良いはずだったのに，霧が濃くなった（環境の変化です）。その結果，山の中で道に迷ってしまった（不具合が起こっている現状です）。でも，リーダーとして（自分の立ち場）無事全員帰還させることが使命であり，あるべき姿である（理想）。したがって，メンバー全員を安全に帰還させることが課題となった。

　このように，課題を見つける時は，論理的に，独りよがりでなく，筋道を立てて，根拠を持つことが大切です（**図2−6**）。

図2-6：課題の見つけ方

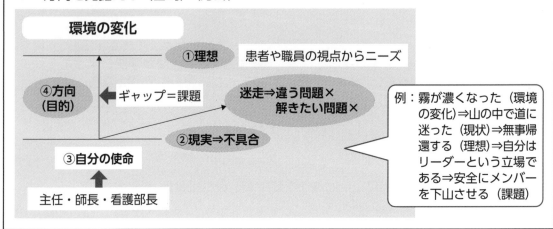

◆環境の変化に対応するためにどうするか？⇒課題解決
1．現状・現実・現場を把握する⇒不具合
2．どうあるべきか？⇒あるべき姿
　＊目的からずれない⇒迷走しない
3．相手（顧客の視点＝患者・職員）の求めていることを考える
4．自分の立場（使命）を意識する
5．方向を見据える（目的）（方針）

▶問題と課題における認知レベルの違い（表2-1）

　ここでは，問題と課題の違いについて整理してみましょう。

①問題と課題の意味の違い

　「問題」の意味が「あるべき姿と現実の差」であるのに対し，「課題」の意味は「あるべき姿と現実の差を**埋めること**」となります。

②問題と課題の必要性の違い

　「問題」とは分かっていても「〜しなくてもよい」ことであるのに対し，「課題」は「〜しなければならない」という英語で言うならばmustの意味を含むことになります。

③問題と課題の行動の必然性の違い

　「問題」は認識してはいても行動しなくてもよい水準レベルであるのに対し，「課題」は行動しなければならない水準レベルです。また，行動しなければさらに悪い状況になることが予測されます。

④問題と課題の目的の違い

　「問題」の目的はあるべき姿に向かわせることであるのに対し，「課題」の目的はあるべき姿に向かわせるように行動することとなります。

⑤問題と課題の認知レベルの違い

　「問題」の認知レベルは認識のみであるのに対し，「課題」の認知レベルは認識し行動レベルに変容させることとなります。

表2-1：認知レベルの違い

	問題	課題
意味	あるべき姿と現実の差	あるべき姿と現実の差を埋めること
必要性	～しなくてもよい	～しなければならない
誰がするか？	決まっていない	自分自身（使命・責務）
行動の必然性	行動しなくてもよい	行動しなければならない ↓ さらに悪い状況が予測される
目的	あるべき姿に向かわせることが必要と認識	あるべき姿に向かわせるように行動することが必要と認識
認知レベル	認識のみ	認識⇒行動に変容

　以上のように，課題とは，あるべき姿ではない現実をあるべき姿に向かわせること，言い換えれば，あるべき姿に向かわせる行動や取り組みと言えます。

　例えば，収益が上がり経営が安定していることがあるべき姿であるのに対し，収益が下がり経営が安定していない状態が現実であるとするならば，「収益が上がり経営が安定するように取り組む」ことが課題となるわけです。

　「当たり前でしょ」と思うかもしれませんが，飛ばさずに一つひとつ考えていくことが思考です。

＊　＊　＊　＊　＊

　どうですか？　イメージできましたか？

　くどくど書いてしまいましたが，課題という言葉の意味をしっかりと認識することが，後々迷走しないために重要です。

> **学習のまとめ**
>
> 　課題とは，自分のこととして取り組まなければならない問題である。言い換えると，特定の個人または集団に課せられた解決すべきものである。
>
> 　"佐藤流の定義"では，「誰かが解決しようと意志を持った時に課題となる」。

第3章

真の問題を発見し，論理的に思考する
ロジックツリーの活用

学習の要点

　看護管理実践計画書は，最重要課題を解決する戦略を考え，実行に移すプロセスです。ここでは，筋道を立てて考える力つまり論理的思考（ロジカルシンキング）が要求されます。

　論理的思考は生まれつきできるものでなく，後天的に身につけるスキルです。"スキル"ですから，誰もが習得可能です。論理的に考え，論理的にプレゼンテーションし，論理的に書く方法を学びましょう。

　また，潜在的な問題を問題として感知する能力—アンテナの立て方，自分の立ち位置を意識し，自分がするべき本質を見極め，"問題を課題に整理するためのスキル"も習得します。

問題を発見する

▶問題を疑ってみる

少しややこしいのですが，何が問題か分からないという問題があります。実に悩ましく歯がゆいことですが，それが現実です。問題の渦中にいる当事者は，現場に埋もれてしまっているため見えないのです。また，これが問題だと思っていても実は見当違いの問題を解決していることが少なくありません。自分では解決したと思った問題が再燃することがあるのは，こうした場合です。

問題だと思っていることが自分にとって本当に重要なことなのかを確認することが肝要ですが，それには，まず問題を発見する能力が必要です。

多くの場合，問題を解決できないのは，何が問題なのかを正確にとらえていないからです。その時は問題自体を見直しましょう。解く問題が違っていたら欲しい答えは得られないということです。一生懸命問題に取り組んでいるのに，なぜかうまくいかないということはありませんか？　そのような時は，問題そのものが違うのではないかと疑ってみることが必要です。

▶目的と対象を確認する

問題を正しく認識できない理由の一つは，私たちが問題を解決する場合，自分の注意を向けたところがクローズアップされる傾向にあるということです。そうすると，本当の問題を見失い，そもそもの目的，何がしたかったかが分からなくなります（**図３－１**）。つまり，**目的は何で，対象は誰なのか**を見失ってはいけないということです。言い換えれば，**自分がやりたい問題を解いてはだめ！**ということです。

図３－１：注意を向けたところがクローズアップされ問題を見失ってしまう例

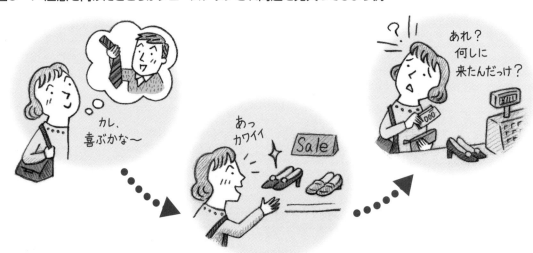

自分の注意が他に向いてしまうと，本来の目的や対象を見失ってしまう。

▶世の中の納得性を考える

　自分が問題だと思っていることを人は問題としているのかということも吟味する必要があります。人それぞれ価値観が違いますので，自分だけが気になっていることなのか，皆も気になっていることなのかを世の中の水準に照らし合わせて確認するのです。私たちは忙しい身であり，時間との闘いの日々です。欲張らず，重要なことだけを問題として取り上げましょう。

　ここで事例を基に考えてみましょう。

> **事例1** ベッド回転率が落ちていると聞いた花子師長は，A老健施設の
> スタッフに胃瘻患者のケアを指導すればベッド回転率が上がる
> と考え，看護部長に相談することにしました。
>
> 部長：なぜその課題にしたのですか？
> 花子：当院はベッド回転率が落ち，収益が悪化しています。
> 部長：なぜそのような状況なのですか？
> 花子：近隣の老健施設が胃瘻患者のケアが難しいからと入院を引き受けてくれ
> 　　　ないため，ベッドの回転が悪くなっています。そこで，A老健施設に胃
> 　　　瘻のケアを教えに行こうと思っています。
> 部長：施設に胃瘻のケアを指導に行くことは，後方ベッドの獲得に本当に結び
> 　　　付くの？
> 花子：胃瘻のケアができるようになれば，胃瘻患者を引き受けてくれると思い
> 　　　ます。そうすれば後方ベッドを確保できます。
> 部長：施設にとっては面倒だという考えもあると思うわよ。胃瘻患者の引き受
> 　　　け先を考えるだけでは後方ベッドの確保にはならないんじゃない？　確
> 　　　実な解決策を考えた方がいいわよ！

　花子師長の考えた問題解決は，要因にとらわれた「モグラたたき」になっているのが分かりますか。困っている現象の一因を解決しても，また違う問題が起こってきてしまい，いつまでたっても問題は解決しません。これが「モグラたたき」です（図3−2）。
　表面的な現象にとらわれず，解決しなければならない問題を見極めることが大切です。

▶自分の立場を明確にする

　前章で，**問題は解決しなければならないと自分に課した時に課題となる**と述べました。また，自分の立ち位置において，あるべき姿や理想状態に向かおうと思う目標があるから問題が発生することも述べました。したがって，問題を発見するには，**自分の立場をはっきりさせる必要があります**。

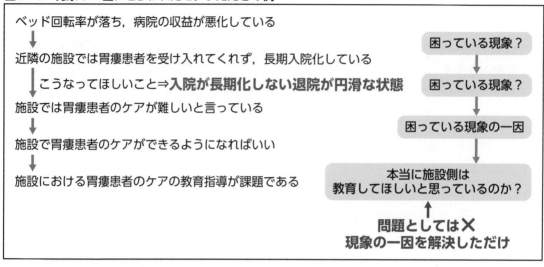

図3-2：現象の一因にとらわれたモグラたたきの例

ベッド回転率が落ち，病院の収益が悪化している

↓

近隣の施設では胃瘻患者を受け入れてくれず，長期入院化している

↓ こうなってほしいこと⇒**入院が長期化しない退院が円滑な状態**

施設では胃瘻患者のケアが難しいと言っている

↓

施設で胃瘻患者のケアができるようになればいい

↓

施設における胃瘻患者のケアの教育指導が課題である

困っている現象？

↓

困っている現象？

↓

困っている現象の一因

↓

**本当に施設側は
教育してほしいと思っているのか？**

**問題としては✕
現象の一因を解決しただけ**

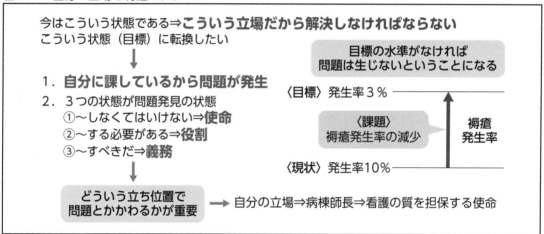

図3-3：自分の立場を明確にする

今はこういう状態である⇒**こういう立場だから解決しなければならない**
こういう状態（目標）に転換したい

↓

1. **自分に課しているから問題が発生**
2. 3つの状態が問題発見の状態
   ① ～しなくてはいけない⇒**使命**
   ② ～する必要がある⇒**役割**
   ③ ～すべきだ⇒**義務**

↓

**どういう立ち位置で
問題とかかわるかが重要** → 自分の立場⇒病棟師長⇒看護の質を担保する使命

**目標の水準がなければ
問題は生じないということになる**

〈目標〉発生率3％

**〈課題〉
褥瘡発生率の減少**

褥瘡
発生率

〈現状〉発生率10％

　今こういう問題が起こっている。→私は部署を統括する立場である。→だから自分の責任においてこの問題は解決しなければならないということになると思います。

　そして，その人の立場によって課題には3つの水準があります。

①～しなくてはいけない⇒これを使命と言います。

②～する必要がある⇒これを役割と言います。

③～すべきだ⇒これを義務と言います。

　これらのどの状態に当てはまるか考えてみましょう（**図3-3**）。

▶どのような問題があるか考える

　現場にはどのような問題があるか考えてみましょう。

　職員の不平や不満からくる離職問題，ベッド稼働率や平均在院日数など部署の数値目標が達成できない問題，「これって何かおかしくない？」「もっと便利な方法はないの？」「忙しくて満足できる看護ができないけど何とかならない？」などなど…問題は

図3－4：どのような問題があるのか

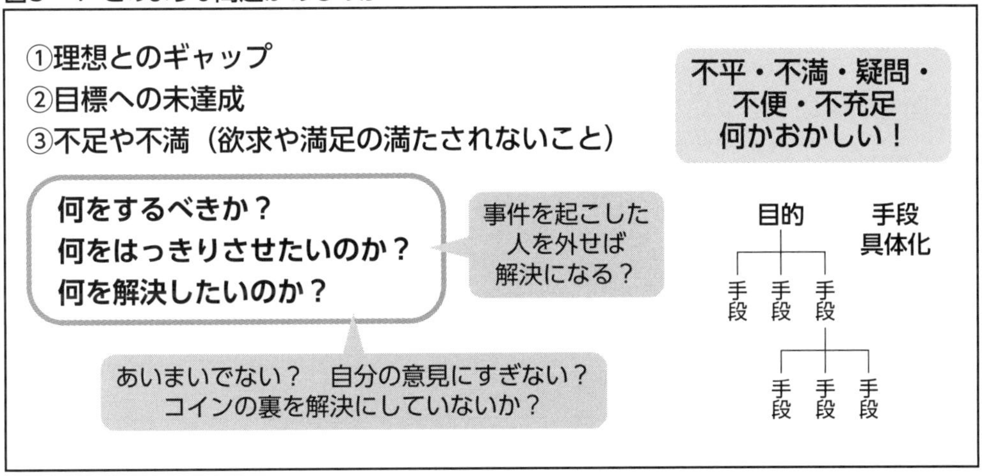

①理想とのギャップ
②目標への未達成
③不足や不満（欲求や満足の満たされないこと）

不平・不満・疑問・
不便・不充足
何かおかしい！

何をするべきか？
何をはっきりさせたいのか？
何を解決したいのか？

事件を起こした
人を外せば
解決になる？

あいまいでない？　自分の意見にすぎない？
コインの裏を解決にしていないか？

目的　　　　手段
　　　　　　具体化

山積みです。しかし，本来の目的から迷走して，自分のやりたいことを問題にしたり，自分の主観や価値観で問題にしたりしたのでは，問題を解決したことにはなりません。

　例えば，次のような場合は独りよがりの問題解決と言えます。考え直した方がよいでしょう。

・「自分はPNS（パートナーシップ・ナーシング・システム）®をやりたいので，それを課題にしたい」
・「アクシデント事故件数の多いのは当事者自体が問題なので，人事の配置を変えたい」
・「離職が多いのは給与が安く休みが少ないからなので，雇用条件を見直したい」

　大事なのは，**手段に走らず，自分は何をするべきか，何をはっきりさせたいのか，何を解決したいのかを考え，本来の目的から迷走しないこと**です。

　また，**手段にとらわれず，本当の問題は何かを探索すること**が必要です。統合演習の場では，部署の業務マニュアルや退院時指導のパンフレットの作成などの手段と思われるものを課題にしている例を見受けられますので注意してください。他にも，「がん患者の気持ちに寄り添う看護をする」などのように具体性に欠けると思われるようなもの，作文やエッセイのように抒情的なものでも困ります。しっかり根拠があることが必要になります（**図3－4**）。

▶そもそもどうしたかったのかを考える

　問題が発生するとどうすればよいのか分からなくなる人がいます。実は私もそうです。しかし，そんな時は，そもそも自分はどうしたかったのかを思い出すと冷静に考えることができます。部署の不具合やスタッフの不満などトラブル発生という現実があります。そして，こういう部署にしたいという自分の理想があります。しかし，理想とは程遠い状況にあり，しかも，自分の役割を果たせていない現実もあります。そうした時に，自分の立ち位置から初めて現実と理想とするあるべき姿の差が実感でき，それが自分の課題となるのです（**図3－5**）。

図3-5：そもそもどうしたかったのか

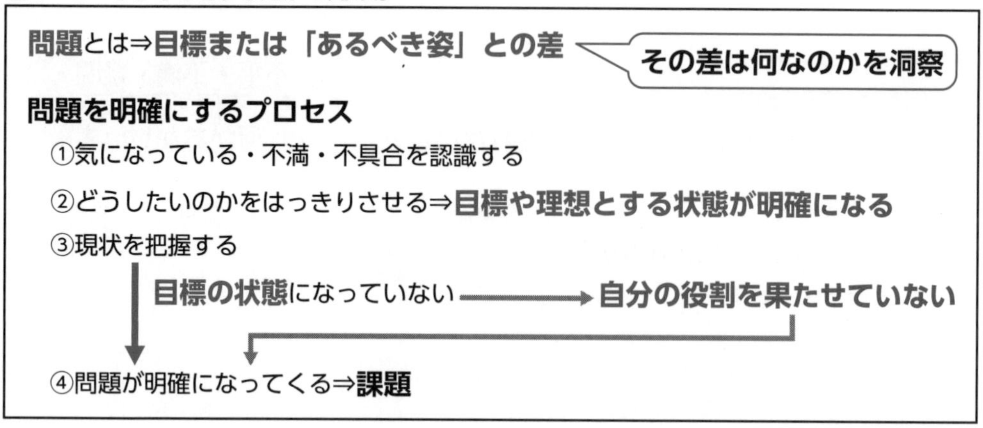

```
問題とは⇒目標または「あるべき姿」との差 ──── その差は何なのかを洞察

問題を明確にするプロセス
  ①気になっている・不満・不具合を認識する
  ②どうしたいのかをはっきりさせる⇒目標や理想とする状態が明確になる
  ③現状を把握する
         目標の状態になっていない ────→ 自分の役割を果たせていない
    ↓          ↓
  ④問題が明確になってくる⇒課題
```

現場・現物・状況を確認する

▶現場に行く／現物を見る

　問題を把握する第一歩は現場に行き，自分の目で現物を確認することです。事件であれば現場検証ということになるでしょう。

　私もMBAのマーケティングの授業では，ビジネスのヒントは現場にあると言われました。そしてケースメソッドの授業では，毎回「顧客は何を求めてそこにやってくるのか」を探索して来いという課題が出されました。その都度ドラッグストアやハンバーガーショップに行き，商品を購入したり食べたりして，売れる理由を考え，「ここに来る人たちは何を求めてここにやってくるのか？」「これは，マーケティングというより，哲学の授業か？」などと思いつつ現場・現物主義を遂行しました。現場に足を運ぶということは，時間とお金がかかりますので，その時は本当に大変でした。しかし，今思うとマーケティングとは何かということを体得したような気がしています。

　マーケティングとは，「何かそこに行ったらいいことがありそうな，何かひきつけられるような目に見えないもの」であると思いました。したがって，売っているのは商品ですが，実は商品のイメージや商品に付随する癒しで，人は見えない価値観によって物を購入しているのだと分かりました。

　例えば，看護師を募集する時のことを考えてみてください。給与が高いとか休みが多いなどの理由だけで応募してくる人はいません。「そこに行ったら満足できる看護ができそうだ」「何か自分が成長しそうだ」「安心できそうだ」など，フィロソフィーに近い感性で人は集まってくるのではないかと思います。ちょっと，脇道にそれてしまったような気がしますが……。

　このように，現場で，あるいは現物で物事の本質を見極めることは大変重要なことです。それによって問題を見極めるヒントを得たり，問題の緊急性や拡大性，きな臭さなども把握したりすることができるわけです。

少し前の『踊る大捜査線』という映画で主人公が「事件は現場で起きてるんだ」と叫ぶ場面がありました。そのとおり。現場に行かなければ臨場感が伝わらず，分からないことも多いのです。ということは，「足を使え。現地に行き，現物を見ろ！」ということだと思います。現場を見れば，現象とその発生した状況や環境など必要とされる情報が得られます。

▶あるべき姿をイメージする

問題を見つける時は，理想とするあるべき姿をイメージすると問題が見つけやすくなります。つまり，自分がどうしたいと思っていたのに対して，どういう現象が起こったのか，理想とどのくらい離れていたのかということを見ると分かりやすいということです。

例を挙げてみましょう。

自分の思い：自分は師長である。部署の安全を守るという責任があるので，医療事故を未然に防ぎたいと思っている。

↓

現象：にもかかわらず，重大な薬剤のアクシデントが発生してしまった。

↓

要因：「薬剤は実施者が調剤する」「調剤時もダブルチェックをする」「似かよった薬剤がないように冷蔵庫を整理しておく」などの取り決め事項があったにもかかわらず，受け持ち以外の看護師がダブルチェックをせず，気を利かせて一人で調剤をしてしまった。また，冷蔵庫の中も整理されておらず，紛らわしい類似品が置いてあった。

↓

結果：幸いなことに大事には至らなかった。しかし，今後二度と同じことがあってはいけないと思っている。

↓

あるべき姿：医療事故を未然に防ぐ体制が整備されていることである。

↓

現状：アクシデント事故が発生しており，医療事故を防ぐ体制が不十分と言える。

↓

立ち位置：自分は師長という責任ある立場である。

↓

課題：「師長として部署の安全を守るため医療事故を防ぐ体制を整備する」である。

いかがでしたか？

▶6W3Hで現状を把握する

現状を把握するには，起こった現象を緻密に洗い出す必要があります。その現象は，

いつ，誰が，どのような状態で起こしたのか，報告者の主観はないか，なぜあるべき姿にならなかったのか，隠されている事実がないかを見極めるのです。

　この時のポイントは，ただ1つ，正確に把握することです。報告者によって都合の悪いことは，隠されてしまいがちです。そうした時は，事実の描写を6W3H*1でチェックすると速やかに洗い出しができます。

▶情報を集める

　時間的関係（時系列，経過，変化）や空間的関係（配置，序列，位置），誰の視座などに注意して情報を集めます。

問題・事件が起こった理由を考える

▶原因究明を怠らない

　6W3Hで緻密に現状を把握した後は，主観や思い込みによる誤りなどがないかもう一度確認します。問題の当事者が分かると，それだけで満足し，問題の原因を究明しなくなりがちですが，原因究明が大切なのです。

> **事例2**
>
> 　病院の方針から，療養病棟では医療依存度の高い入院患者を受け入れることになりました。病棟の看護体制や環境が整備されていない上に，看護師も不慣れなケアのため残業時間も増え，疲弊していきました。ついに，家庭との両立ができなくなった看護師が大量に離職してしまい，花子師長は病棟を維持できずに困っています。

　まず，次の3点を整理しておきましょう。

誰の立ち位置か？⇒病棟師長

どういう使命か？⇒病棟を維持管理しなければならない，看護師を充足させる必要がある

なぜか？⇒病棟の看護の質が担保できない，病棟が運営できない，看護要員不足となり入院基本料が取れない（病棟存続の危機）

　次に，問題をさらに整理してみましょう。

　＊1　**6W3H**：①When（いつ），②Where（どこで），③Who（誰が），④Whom（誰に），⑤Why（なぜ），⑥What（何を），⑦How（どのように），⑧How much（いくら），⑨How many（いくつ）の9つ。〔P.24参照〕

▶問題を整理する

　環境の変化は，病院の方針が変わり，医療依存度の高い患者を受け入れることになったということです。

　しかし，受け入れ体制が不十分なまま，受け入れざるを得ない状況となり，その結果，次のような不具合が発生しました。

不具合の連鎖１：超過勤務が多くなり，残業時間が増えた。

不具合の連鎖２：家庭との両立ができなくなった看護師が続出した。

不具合の連鎖３：大量の看護師が離職した。

　問題はどこにあったのか，考えられるものを挙げてみます。

問題１：医療依存度の高い患者を受け入れたこと

　しかし，これは病院が生き残るための方針であり，経営的に医療依存度の高い患者を受けざるを得ない事情があったのだろう。

問題２：医療依存度の高い患者を受け入れるには看護師のスキルが必要な水準に達していなかったこと

　しかし，これだけが離職の問題とはならないだろう。

問題３：定時で業務を終えられないため，残業が発生したこと

　いや，それだけが問題とは言えない。

問題４：定時に帰宅できず，家庭生活とのバランスが崩れ，両立が困難な状態となったこと

　いや，それだけではないだろう。

問題５：大量の看護師が離職したこと

　それならば，求人を行い看護師を補充すれば解決か？　いや，それだけではまた同様の離職が発生する可能性がある。

▶課題を明確にする

　課題とは何だったか覚えていますか。課題とは，あるべき姿と現実のギャップでしたね。この事例では，**あるべき姿は看護師が離職しないように医療依存度の高い患者の受け入れ体制が整備されている状態**でした。でも**現実は，医療依存度の高い患者の受け入れ体制が整備されていないため，離職が発生**しました。したがって，**課題**は，**"看護師が離職しないように医療依存度の高い患者の受け入れ体制を整備する"** ということになります（**図３－６**）。

▶要因を洗い出す

　現状分析をし，方策を打ち出すには，その問題が起こった要因を洗い出す必要があります。アクションプランを考える時のヒントにするための正しい事実が必要だから

図3-6：課題を見つける

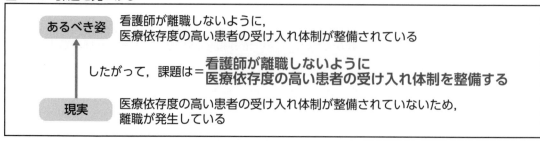

あるべき姿 看護師が離職しないように，
医療依存度の高い患者の受け入れ体制が整備されている

したがって，課題は＝**看護師が離職しないように
医療依存度の高い患者の受け入れ体制を整備する**

現実 医療依存度の高い患者の受け入れ体制が整備されていないため，
離職が発生している

図3-7：要因を洗い出す

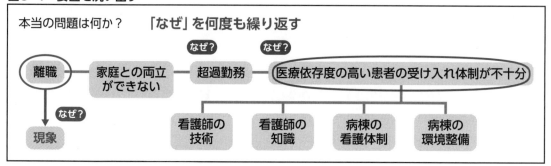

本当の問題は何か？ 「なぜ」を何度も繰り返す

離職 ─ **家庭との両立
ができない** ─ なぜ？ **超過勤務** ─ なぜ？ **医療依存度の高い患者の受け入れ体制が不十分**

なぜ？ → **現象**

**看護師の
技術** **看護師の
知識** **病棟の
看護体制** **病棟の
環境整備**

です。この時，主観や思い込み，間違いがないかなどを確認することが重要です。そのためには，「なぜ，それが起こったのか？」という作業を何度も繰り返しましょう。これは物事の因果関係をはっきりさせる作業となります。「Aが原因でBが起こったのか？」「他に原因はなかったのか？」「原因と結果が逆ではないのか？」などを洞察することが必要となります。

引き起こした対象が分かると，それがすべてだと勘違いしてしまいがちですが，それでは早計すぎます。他に重要な要因が隠れているかもしれないからです。要因を分析する手法には，**なぜなぜ分析**[*2]や**ロジックツリー**があります（詳細は後述）。

ロジックツリーは，抽象概念度を並列にし階層化を図るため，漏れたり重複したりすることなく網羅できますが，時間を要します。一方，なぜなぜ分析はロジックツリーのように完璧でなくても思いつくすべての要因を挙げていくという点で安直ではありますが，すぐできるという利点があります。こうした利点を理解し，用途によって使い分けることが必要です。

では，**図3-7**に沿って，療養病棟で離職が発生している要因について「なぜ？」「なぜ？」ということを唱えながら考えてみます。離職の原因は家庭との両立ができないことです。では，なぜ家庭との両立ができなくなったかというと，超過勤務が増えたからです。なぜ超過勤務が増えたのかというと，医療依存度の高い患者の受け入

[*2] **なぜなぜ分析**：問題の対策を考えるために，その問題を引き起こした要因を考え，さらにその要因を引き起こした要因を繰り返し考えることにより問題を探求する方法。問題の原因を深掘りすることで「真の原因」が分かり，問題の根本的な解決につながる。ポイントは，「なぜ？」の視点を個人に向けるのではなく，組織・仕組み・システムに向け，組織的行動や体制を考えてみることである。

れ体制が不十分であるからです。では，なぜ医療依存度の高い患者の受け入れ体制が不十分かというと，看護師の技術の問題，看護師の知識の問題，要員数や看護方式なども含めた病棟の看護体制の問題，人工呼吸器やモニターなど医療機器の整備や緊急薬品の整備，医療依存度の高い患者のベッド配置など病棟の環境整備の問題が考えられます。

このように，自分の思いついた要因にとらわれず，あらゆる視点から要因を考えることが必要です。

ロジックツリーとMECE（漏れなく重複なく）

▶ロジックツリーの種類と用途

「ロジック」とは論理という意味であり，「ツリー」とは葉の茂った樹という意味です。この2つを組み合わせたロジックツリーは，問題の原因や解決策をMECE（漏れなく重複なく）（P.95参照）の視点でツリー状に分解，整理する思考技術（図3-8）のことで，大きく3つの形に分類されています（表3-1）。

Whyツリー（本質的問題の絞り込み）

問題の本質的な原因を発見するために，事実との整合性を考えて原因と考えられそ

図3-8：ロジックツリーのイメージ

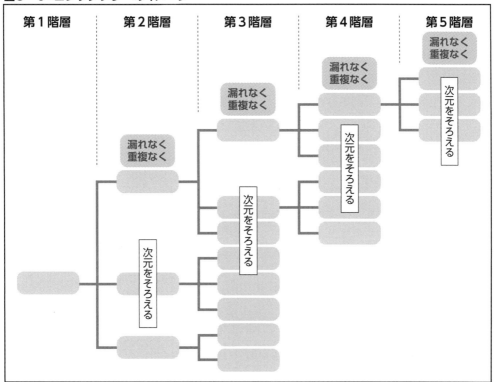

表3−1：ロジックツリーの分類

- 問題の**原因**を考える　　⇒ **Why**ツリー
- 課題の**解決策**を考える　　⇒ **How**ツリー
- ものごとを**要素**に分解する ⇒ **What**ツリー

うな事実を洗い出します。「なぜ？」という問いかけを繰り返しながら原因を分解して作成します。

Howツリー（課題の解決策の創出）

課題の解決策のために作成します。「どのようにして」という問いかけと共に，課題解決策の方向を分解して作成します。

Whatツリー（要素への分解）

最上位命題を構成する要素に分解します。分解された要素をすべて合わせると，元の最上位命題が構成できる関係になっています。

▶ロジックツリーの具体例

Whyツリー：原因究明型

問題が起こった要因を探るのに活用できるツールです（**図3−9**）。

前述のなぜなぜ分析の要領で要因を挙げていきます。ここで注意することは，縦の列の抽象度は同レベルのものにするということです。これは，MECEの概念である漏れなく重複なく抽出するためです。つまり，同じカテゴリーのものを並べる必要があるということです。

また，最初の分岐で抽象度の低いものを並べてしまうと，深掘りできなくなります

図3−9：Whyツリー（例）

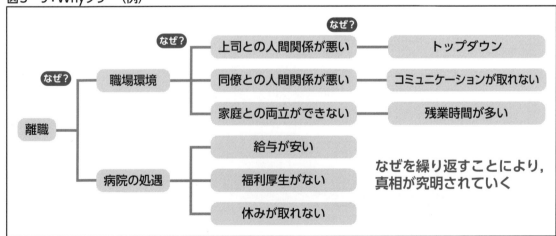

ので，抽象度の高いものから並べるのがうまくいくコツです。統合演習で行う時は，より具体的な内容を最初に置くため，そこから狭まってしまい，要因をすべて抽出できないことがありますので注意しましょう。

学習の まとめ　ロジックツリーの最初の切り口は，例えば「ヒト・モノ・カネ」や「ヒト」「システム」「環境」など，切り口が大きいものの方が裾野が広がって全容が分かりやすくなるため，真の問題とも言える要因が探し出しやすくなります。

Howツリー：手段分析型

Howツリーは，「どのように？」の視点から具体的な対策や解決策を考えるのに活用できるツールです（**図3−10**）。課題が明確になっても展開の仕方が分からなかったり，有効な対策が考えられなかったりすることがあります。Howツリーを使って，「具体的にどうするのか？」を繰り返し分解していくと，解決するまでのプロセスが明確になってきます。これは，アクションプランのヒントにもなります。

簡単に言うと，自分が立てた仮説を検証したり実際に実行したりする前に，「こうなったら，こうなる。その後はこうなるから，この方法は正しそう！」というように，戦略を確定する前にシミュレーションする方法です。統合演習でよく見られる間違いは，HowツリーがWhyツリーもどきになってしまうことです。例えば，離職防止をするための手段を考えるはずが，離職を防止できない要因は何かなどのように要因分析になってしまうことがあるので注意しましょう。Howツリーは要因の分析ではありません。作戦を吟味すると考えればよいでしょう。

図3−10：Howツリー（例）

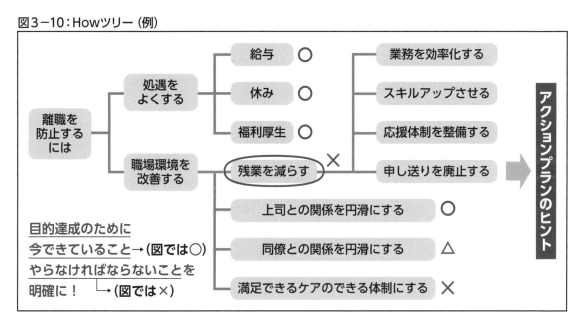

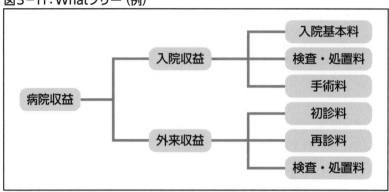
図3-11：Whatツリー（例）

Whatツリー：要素分解型

Whatツリーは，構成を分解して分かりやすくするツールです。業務の中で何となく行っているものやあいまいになっているもの，なかなか解決できない課題，複雑な問題など整理できない時は，全体像の可視化をすると物事が明確になることがあります。Whatツリーを活用して構成を分解してみましょう。"分ける"ことで"分かる"ようになる，まさにそんなツールです（**図3-11**）。

＊　＊　＊　＊　＊

このように，ロジックツリーを使うと物事を論理的に考えられるようになります。ここで気をつけたいのは，ロジックツリーの抽象水準を並べることは大変難しく時間を要する作業であるという点です。私たちのマネジメントはアカデミックなものではなく，あくまでも問題を解決することですので，あまりこだわりすぎず，問題の要因を深掘りする目的に使用することが有効だと思います。

執着心による解決策：「Why so」と「So what」

真の問題を発見するためには，論理的思考は最も重要と言えます。しかし，その他に重要なこととして解決に対する"執着心"というひたむきさも重要です。

そして，執着心とは事象に対して「なぜそうなっているのか（Why so?）」と問いかけ，問題に対しては「それではどうすればよいのか（So what?）」と有効な解答が得られるまでとことん問いかけ続ける思考の姿勢のことを言います。

例えば，薬剤の医療事故が発生した時，要因を追究し「なぜそうなったのか（Why so?）」と何度も問いかけることにより，ダブルチェック体制が安全に行われていなかったという要因に行き着くことになります。また，薬剤事故をなくすために「それではどうするのか（So what?）」を問いかけることにより，納得性のある解決策，例えば具体的に誰がダブルチェックをするなどというような解決策を導き出すことができます。

このように，論理的思考のフィロソフィーとしては，執着心というどこまでも問題を追究する姿勢が重要であると思います。

●**Why ツリー**で大量離職問題の要因を分析し，空欄を埋めましょう。

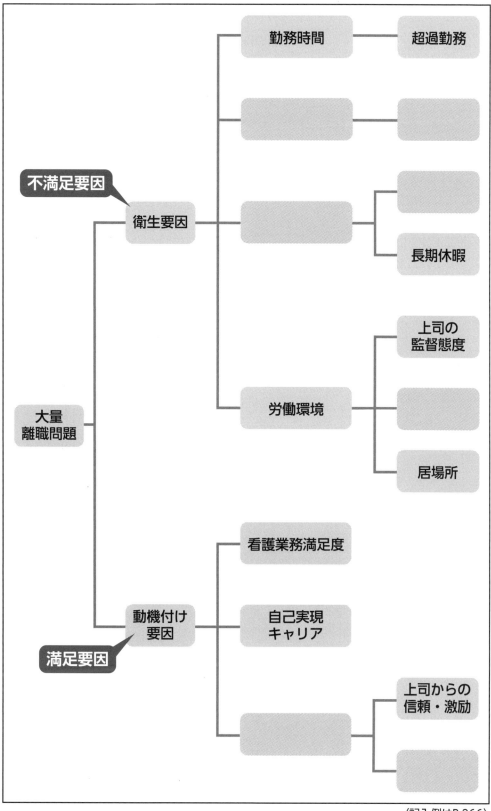

〈記入例はP.266〉

●**How**ツリーで収益向上の方法を考え，空欄を埋めましょう。

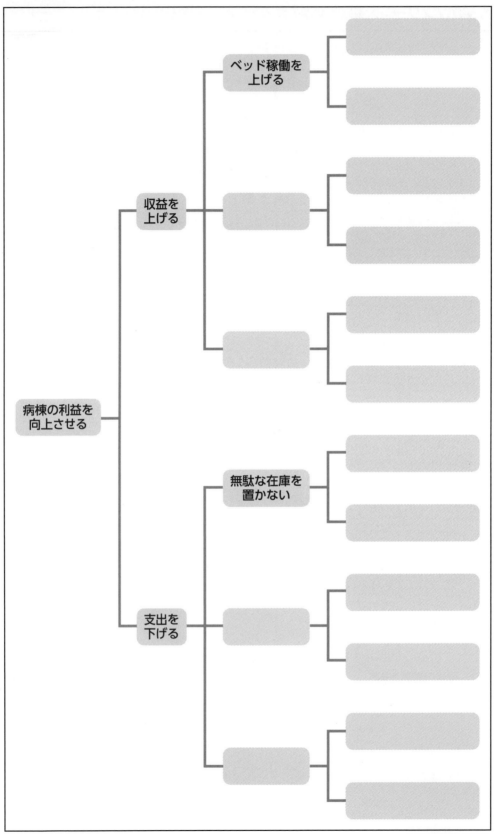

〈記入例はP.266〉

第 4 章

問題発見力を強化する

メタ認知ができる

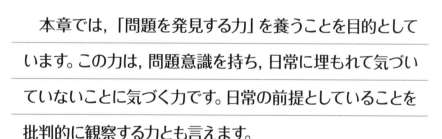

学習の要点

　本章では，「問題を発見する力」を養うことを目的としています。この力は，問題意識を持ち，日常に埋もれて気づいていないことに気づく力です。日常の前提としていることを批判的に観察する力とも言えます。

　そして，この力を養うことにより，問題を的確に洗い出し，解決する方法を身につけることができます。また，網羅的に効率的に思考できる合理性を養うことにもなります。

問題意識を磨く

▶当事者意識を持つ

　問題を解決するには，まずは**何が問題であるかを発見する力**が必要です。しかし，問題を発見すると一口に言うことはできても，私たちは自分の主観で物事を見がちであるため，なかなか問題を発見することはできません。私が指導する統合演習の受講者は，「何か不具合が起こっており，問題だとは思っているが，漠然としていて何が問題だか分からない」とよく言っています。そうなのです。問題とは，すぐには発見できないものなのです。

　問題を発見することができたなら，問題の大部分は解決できたと言っても過言でないと思います。なぜなら，解決策を探すだけでよいからです。したがって，問題を発見するには，「どこに問題があるのかを見抜く力」「ありそうな問題のうち，どの問題を解いたらよいのかを見抜く力」が必要になります。

　しかし，こうした力は知識や経験などによって，個々の力量が違います。また，問題を発見しようと意識しないと，問題を発見できないこともあります。つまり，**目的を持って何かを探そうと意識していれば探し物を見つけられる**けれど，そうでなければ探せないということです。

　そう言えば，昔，拾い物をする友人に「あなたはなぜそんなによく拾い物を見つけるの？」と聞いたことがあります。その時，「拾い物を見つけようとしているだけ」という言葉が返ってきたのに意外性を感じたことを思い出します。道に物が落ちているのは必然性のないことですが，拾おうと意識していれば見つけられるということでしょう。

　私は，病院の廊下を歩いている時は，水が落ちていないか，必要のないワゴンや車いすが置きっぱなしになっていないか，患者の名前などが書かれたものが放置されていないかなど，小姑のように見て回ります。自分の立ち位置で，何かあったら大変というように意識していると，廊下を歩きながらでも危険と思われるものが自然に目に入ってきます。しかし，自分に当事者意識がなければ，自分にとってはどうでもよいことになり，視界に入ってこないに違いありません。

　こうして考えてみると，問題は初めから姿を見せているものではないことが分かります。誰かが気づいて初めて問題になるのです。また，新人だったころは「これはおかしい」と思っていたのに，いつしか**慣れて当たり前になってしまい，見えていた問題が見えなくなってしまう**ということも往々にしてあります。

　したがって，「誰かが問題意識を持つことで初めて問題となる」あるいは「問題を発見できる」と考えた方がよいのかもしれません。

　そして，問題には次の2つの種類があります。

重大な問題

　重大な問題には，**放置しておくと危機的状況となる問題，将来拡大する恐れのある問題，いずれ顕在化する問題**があります。これらは，早期に異常を発見しようという意識を持って観察していないと，気づかないことがあります。

　新人看護師は，バイタルサインばかり重視しているため，バイタルサイン以外の異常を見逃してしまうことがありますが，これは，バイタル以外の異常に気づこうとしていないためで，昨日と今日の違い，正常との違いなどについて注意深く観察するような意識付けをすれば，早期に異常を発見できるでしょう。それと同じことです。

　他人事ではなく，当事者意識を持って問題を見つけようとしているかによると思います。

大して重要ではない問題

　人は感性や価値観がそれぞれ違うため，気になることや関心を持つことが違います。したがって，**一般水準と比較して放置しておいてもよい問題**かどうかを吟味する必要があります。

　例えば，「○○さんの濃い化粧は，看護師としてはどうなんだろうか？」「○○さんの言葉づかいはもっと丁寧にならないのか」「書類を整理しやすくするため，A4に統一してはどうか」など，これらは問題とまでは言えません。ルールをつくるあるいは注意や努力義務程度のものでしょう。

　このように，問題であるかどうかを見極め，問題をランク分けすることが必要になります。

> **学習の まとめ**　問題を発見するためには，当事者であることを意識し，問題意識を持って気づく力・見抜く力を身につける必要がある。

▶問題意識の水準を知る

　問題と向き合い，何とかしなければと当事者意識を持つと，問題は初めて解決しなければならない事象へと変化します。そして，問題意識の水準は，個々の感じ方によって解決しなければならないという度合が異なりますが，次の3つに大別できます。

理想乖離問題

　現実が理想とするあるべき姿になっていないため，このギャップを埋めようとする**高い問題意識の水準の問題**です。**「あるべき」**という言葉で表現されます。

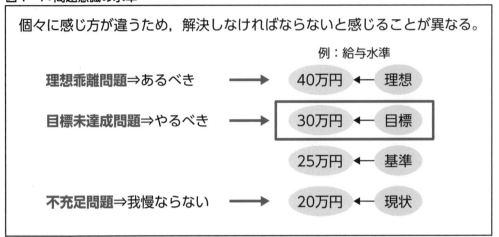

図4-1：問題意識の水準

個々に感じ方が違うため，解決しなければならないと感じることが異なる。

例：給与水準

理想乖離問題⇒あるべき ⟶ 40万円 ← 理想

目標未達成問題⇒やるべき ⟶ 30万円 ← 目標

25万円 ← 基準

不充足問題⇒我慢ならない ⟶ 20万円 ← 現状

目標未達成問題

理想とする状態には程遠いけれど，その**少し手前を目標とするもの**です。「やるべき」という言葉で表現されます。

不充足問題

理想とする状態には全く手が届かないどころか，**基準値である一般的水準にも手が届かない状態**です。**「我慢ならない」**という言葉で表現されます。

＊　＊　＊　＊　＊

例えば，現状の給与が20万円とします。これは平均賃金（25万円）を下回っていますので，「我慢ならない」状態です。絶対に転職したいと考えるでしょう。次に，転職する時，どの程度の給与を目指すかということですが，理想とする給与は40万円だとします。しかし，この給与は「あるべき」状態ではあっても特別な資格がなければ現実的には難しい状態です。そこで，差し当たりの目標としては30万円ということになります。この給与のオファーがあれば，転職しようという「やるべき」状態となります（**図4-1**）。

このように，問題意識には水準があります。

▶問題意識を妨げる要因

問題を見えなくしている要因には，次の2つが考えられます。

先入観

私たちは物事を網羅して見ているように思っていますが，実は違います。多くの場合，自分が経験したことや実際に見たこと・聞いたことを基準に物事を観察し，判断しています。私は英会話が苦手ですが，知っている単語だけは聞き取ることができます。それと同じようなことだと言えます。

固定観念

　すでに分かっている，見なくても分かっているなどの固定観念があると，実際には見ていても記憶に残りません。私たちは，見たいものだけを見て，聞きたいものだけを聞くという習性があるからです。ですから，自分に関係がないからと思っていると，見ていても，聞こえていても脳裏には残らないということです。

　次の絵を見てください。何に見えますか？

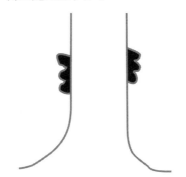

　私たちは，見えない部分を知識や経験で補って推測しているのが分かると思います。では，次の絵を見てみましょう。

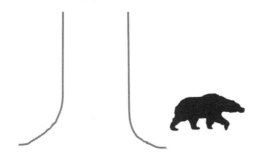

　どうですか？　想像できましたか？

　ここでは正解であることが大切ではありません。問題意識を持って見ることができたかどうかが大切です。

　さて，もう1枚の絵を見てみましょう！　皆さんもご存じの絵です。

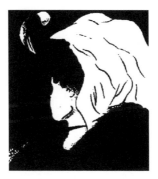

　ちょっと視点を変えるだけで老婆にも若い女性にも見えますね。

　しかし，これも，心理学の授業などで見たことがある経験からすぐに判読できた可

能性はありませんか？

 私たちは，先入感や固定観念にとらわれながら物事を見ている。だからこそ，本当は物事の全容を分かっていないことを意識する必要がある。

目に見えないスキルに注目する

問題発見力を構成している目に見えない4つのスキルを意識しましょう。

▶構造化スキル

私たちが問題と感じていることは，引き起こされている表面上のものであることが多いと思います。それらは断片であり，整理されても構造化されてもいません。

私が指導する統合演習で「**問題が起こった背景は何ですか？**」「**何か環境が変わりませんでしたか？** 例えば，診療報酬の改定があったとか，トップの方針が変わったとか，看護部長の方針が変わったということはありませんでしたか？」と言うと，「そう言えば，診療報酬で重症度，医療・看護必要度の基準が厳しくなった影響で，対象となる患者が減り，このままでは，急性期一般入院料1が取れなくなります」「トップの方針で医療依存度の高い患者を受け入れるようになったために看護師が疲弊してしまい，大量の離職者が出ています。このままでは病院の存続が難しい状況です」などの返事が返ってきます。次第に**問題が整理され，構造化されてくる**のがお分かりでしょうか。初めは，入院基本料の取得困難や離職問題を問題ととらえがちですが，構造化していくと，**そもそもの問題は何であったのか**ということが分かってきます。

前者の場合，急性期一般入院料1を死守するには，他施設との連携を強化して，医療依存度の高い患者を受け入れることが必要かもしれません。後者の場合は，患者の受け入れを断るのではなく，看護師が疲弊しないような仕組みをつくることが必要なのかもしれません。

このように，問題を発見する力を強化するための第一歩は，見えないもの，形のないものを見えるようにすること，または型にはめることです。そのためには，**焦らずじっくりと理解する力が必要**です。物事を簡単に構造化するトレーニング方法を紹介しましょう。

①1枚の紙に物事の全容を図で書いてみる。
②類似しているものを大まかに分類してみる。
③分類したものに名前をつけてみる。
④さらにその関連性を見る。

いかがですか？　このように，分からない時は１枚の紙に書いてみましょう。整理できると思います。

▶ストーリー創出スキル

　物事が起こった事象には，**前後**があり，**経過**があり，**連続性**があるはずです。つまり，**ストーリー**があるはずなのです。起こったことをストーリーにすることで，物事はより明確になります。自分では分かっているつもりでも，相手に伝えることができなければ，それは論理的とは言えません。統合演習の時も，「自分は分かっているつもりなのに説明できない」「説明しているのに分かってもらえない」などの相談を受けることがあります。その多くは，いくつかの事象がばらばらで連続性が見えないことが原因です。また，起こったことを箇条書きにしている場合があります。そうすると，さらに関連性が見えなくなり，お手上げ状態となります。論理的に思考するためにも，まずは相手を意識してストーリーを組み立てるスキルを身につけましょう！

　そのためには，**事象の内容の要点を整理し，不要な枝葉を削除する**ことが必要です。統合演習では，あれもこれも背景に入れ込んでいるために論述があやふやになっていることがよくあります。相手にすべて伝える必要はありません。**必要なことを選択し，吟味した上でカギとなることを伝えればよい**のです。つまり，要点を伝える，要約をするということです。

　ただし，その事象の順序が正しくなければ，相手は理解できません。事象と事象を矢印でつないでいくというイメージです。決して，箇条書きではありません。箇条書きは，どういうことか分からないけどまず全部出してみようという最初の段階で行うことで，単なるカードを集めるために使う方法なのです。その違いを理解しましょう。

▶探索探究スキル

　問題を発見するためには，事象が起こった時のことを関係者からことごとく詳細に漏れなく重複なく聞き出すことが重要です。高度なヒアリング能力が必要となります。この時大切なのは，**客観的かつ冷静に必要な情報を集めることとしっかり意味を解釈し問題を探り出すこと**です。後でヒアリング対象者が「そんな意味ではなかったんだけど…」というようなことにならないようにしてください。

▶独創的発想スキル

　問題を解決する時は，これが使えそうという糸口やこの方法で解決してみようなどというアイデアがあるはずです。それを自分で考え出す力が必要になります。

　自分で考え出すために，次の３つのことを留意しましょう。

　まず，**問題の全容を俯瞰**する。トヨタウェイでいう “アリの目ではなく鳥の目で見る”

こととと言えます。何が起こっているのかを把握する力です。次は**問題の要因を追究する**力です。前述したなぜなぜ分析（P.72参照）を活用し，「なぜ？」を6回唱えれば解決できます。最後はこんなふうになればさらに良くなるのではないかなど，現在の問題という視点にとらわれず**将来の理想をイメージする**ことです。

> **学習の まとめ**
> ・物事の全容，全貌を理解する力⇒構造化スキル
> ・事象と事象を矢印でつないで正しく並べ替え，ストーリーをつくる力⇒ストーリー創出スキル
> ・漏れなく重複なく情報を集め，提供者の意味を解釈し問題を探り出す力⇒探索・探究スキル
> ・問題の全容を俯瞰し，問題の要因を追究する力と将来の理想をイメージする力⇒独創的発想スキル

先入観や固定観念を取り除く

▶視覚を多角化する

問題を発見する第一ステップは，前述したとおり情報収集ですが，この時，先入観や固定観念，憶測があると正しく認識できません。「それってあなたの価値観や単なる個人の考えでしょう!?」ということはありませんか。

情報を正しく認識するには，この悩ましい**先入感や固定観念を排除しておく必要が**あります。そのためには，物事の見方を変えなければなりません。

「物事の見方」と一言で言いますが，私たちは，どのような見方をしているのかを整理しておきましょう。

私たちがものを見る時は，①**視点**，②**視野**，③**視座**の3つの見方をしています。

視点

視点とは，**着眼点・眼のつけどころ**ということです。何を見るか，何に注目するかということでしょうか。ですから，物事を絞り込む時は，この視点が必要です。何にフォーカスするのか，何をマークするのかがはっきりしていれば，漏れなく重複なくの状況を把握することができます。

視野

視野とは，**見る範囲**です。どの程度までを見るかということです。英語で言うなら，Wideという表現でしょうか。「視野が狭い」などと表現することがありますが，物事を見る時は自分の知っている領域だけでなく，あらゆる領域から思考しなければ正し

表4-1：視野を多角化する例

変え方	どこを変えるか	例
視点を変える	位置を変える	過去・現在・未来
視座を変える	立場，立ち位置，目線を変える	患者・家族・医療者
視野を変える	見える範囲を変える	鳥の目・アリの目
見え方を変える	大きさ，形，構造，前後，上下	○△□
違う意味を探す	別の意味，裏の意味，抽象と具象	1万円ある，1万円しかない
条件や状況を変える	現在，5年先，10年先	パート，常勤，管理職

い答えに行き当たらないことを示しています。

視座

　視座とは，**見る人の立場**を意味します。誰の立場で考えるかです。誰の目線で見るかと言ってもよいかもしれません。課題に対する対応は，立場によって使命や役割，義務などが違います。したがって，問題を解決する時は，相手の立場や目線を考える必要があります。

＊　＊　＊　＊　＊

　以上のように視点，視野，視座を変えて考えることにより，思考が深まります。また，見方を変えれば，問題意識が深まってきます。見方を変える方法は他にもありますので，**表4-1**を参考にしてください。

　このように，別の答えを探したり，当たり前であることを疑ったりすることで問題意識は向上します。

▶問題をチームでキャッチボール[*1]する

　自分で考えても何が問題なのか分からない時は，**人に聞いてみるとヒントがもらえる**ことがあります。特に，専門領域に関することや自分の経験が不足していると感じる領域のことについては，自分だけで何とかしようとせず，人の意見を聞くということも大切です。

　私も研究分野では素人ですので，その道の作法やしきたりがさっぱり分からず悩むことは多々ありますが，その時は分かる人に聞くことで，迷路から抜け出しています。

　また，人の意見を聞くだけでなく，**グループで問答を繰り返すことによって，自分の発想と違う切り口から問題解決のヒントをもらえる**ことがあります。現在私が指導している統合演習も，「それはどういう状況で起こっているの？」「それなら，こうい

＊1　**キャッチボール**：複数で問題意識をぶつけることで新しい何かを発見すること。

う切り口で考えられないかしら？」などと問答を繰り返しているうちに，課題を整理でき，「先生と話していたら見えてきました」と言われることがあります。これは聞き役がいると話しているうちに思考が整理できてくるからでしょう。

　このように，誰かと問答を繰り返すキャッチボールの方法は，思考を整理するのにとても有効だと思います。また，この方法は，１＋１が２以上になるシナジー効果も期待できます。私も卒業論文などを書いている時は，教授とのキャッチボールにより数段レベルの高い成果を得られたという経験があり，驚きました。自分一人で何とかしようとするのではなく，人様のお世話になるということも大事なことだと思います。

　私たちが日常的に使用している3M社のポスト・イットも実は失敗作から生まれたもので，スタッフ同士でブレーンストーミングしているうちに出来上がったそうです。物事の発想を変えたり，見方や手順などを試行錯誤することで，うまくいくことがあります。根底にはポジティブシンキングありということでしょうか。

　その他，情報の整理や思考の整理のためには，分類したものの関連性がよく見えてくるKJ法*²がお勧めです。

▶メタ認知を活用する

　メタ認知（Metacognitive Ability）という言葉を知っていますか？

　これは，認知科学分野の言葉で，認知を認知することです。メタ認知のメタは「高次の」という意味で，メタ認知とは高い視点から自分自身を俯瞰できる能力，言い換えれば，自分自身の思考や行動そのものを客観的に把握し認識することやその能力を言います。"自分は何ができて何ができないのか"，だから"自分は何をすべきなのか"が理解できるという問題解決力そのものということです。

　このメタ認知をレベルアップするには，自分のタイプや傾向を知っておくことが有効です。自分はこのような時はこのように行動するということが分かっていると，自分の問題意識の傾向が分かってくるからです。

　メタ認知により，自分の先入観や固定観念の傾向を知ることもできます。また，人間はこのような時にこういう行動をとるという傾向やこういうことが起こればこのような結果になるなどの予測性，因果関係を認識していることも有効であると思います。

　問題意識向上のためには，自分にはどのような役割が期待されているのか，それに対して自分はどのくらいの能力を持っているのか，問題を解決するための方法が具体的に考えられそうかなどを認知していることが重要です。

---

　　*2　KJ法：川喜田二郎氏によって考案された問題解決法。収集した情報をカードに書き，類似したもので整理し，グループ化しながら情報を整理・分類していく。多人数でブレーンストーミングにより行われることが多い。

佐藤式問題意識チェックシートを活用する（資料4-1）（P.176参照）

　以上述べてきましたように，問題を発見することは重要です。問題の発見には，佐藤式問題意識チェックシートを活用することが有用と思います。

気づき⇒何か変？：物事には，「ちょっと何か変？」「何かおかしい？」など，直観的なものがあると思います。何が起こっているのか明らかには分からないけれど，何かが違うという状況です。その状況をありのままに書いてください。例えば，「何か部署の雰囲気がギスギスしたものになってきたな」など直観的なことが多いと思います。

背景⇒何が変わったのか？（環境の変化）：物事の問題の背景には，必ず取り巻く環境が変化しています。徐々に変化している場合は気づかないうちに変化していることもありますが，何か環境の変化がなかったか考えてみましょう。例えば，環境の変化として「診療報酬の改定により平均在院日数が短縮されたため，患者の入退院が激しくなった」など，何か部署や施設などを取り巻く環境が変化してきているはずです。

現状⇒どうなっているか？（現象）：現実には，現場では何が起こっているのか現象をとらえてみましょう。例えば上述の環境の変化を受けて，現場では「スタッフの離職率が高くなっている」などが浮かび上がってくると思います。

どうあるべきか？（理想の状態）：理想としてのあるべき姿をイメージしていただければよいと思います。例えば，理想の状態とは，スタッフが定着して離職率の低い職場だと言えると思います。

要因⇒それはなぜ起こっているのか？：なぜ問題が発生しているのか，その要因を考えてみましょう。例えば，残業が多い，家庭との両立が難しい，コミュニケーションが取りにくいなど，要因が挙がってくると思います。

自分にとっては何が問題か？（真の問題⇒課題）：自分の立ち位置から，何が自分にとっての問題かを考えてみましょう。例えば，看護師長の立場であれば，離職率が高くなると部署の医療安全も脅かす事態となりかねませんから，「スタッフが定着するように働く環境を整備する」などが自分の課題として挙がってくると思います。

＊　＊　＊　＊　＊

　このように，上述のプロセスに従って佐藤式問題意識チェックシートを活用すると，問題発見を容易に行うことができると思います。

資料4-1：佐藤式問題意識チェックシート

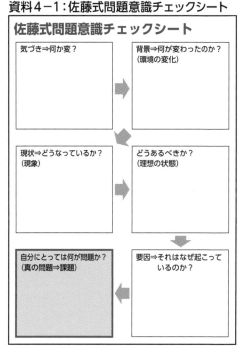

佐藤式問題意識チェックシート

気づき⇒何か変？

背景⇒何が変わったのか？（環境の変化）

現状⇒どうなっているか？（現象）

どうあるべきか？（理想の状態）

自分にとっては何が問題か？（真の問題⇒課題）

要因⇒それはなぜ起こっているのか？

〈記入例はP.267〉

第 5 章

ロジカルシンキングを理解する

MECEの概念

学習の要点

ロジカルシンキング（論理的思考）というと, 言葉から難しそうな印象を受けますが, 実は, 難しいものをシンプルにして相手を納得させるためのものです。また, この方法を活用すると, 漏れなく重複なく効率的にものを考えられるので, スムーズに課題解決ができるようになるでしょう。

本章では, 少し聞き慣れない用語を整理しながら, まず"考えることの真の意味"を理解しましょう！

ロジカルシンキングとは

　ロジカルシンキングを分かりやすい言葉で説明すると，相手の立場で相手の言葉で相手が納得できるように説明できることと言えます。この時重要なことは，①事実に基づいている，②根拠が明確である，③展開の筋道がつながっている，④結論がはっきりしていることと言えます。次に相手に論理的に納得できるように説明するためには，「考える（思考）」ということが必要となります。「考える」とはどういうことでしょうか。

比べて分かることが考えること

▶「考える」とは比べること

　皆さんは，「考える」という言葉を日常的に使っていると思います。しかし，「考える」ということはどういうことでしょうか。ここでは，まず「考える」ことの真の意味を考えてみることにしましょう。

　私たちは日々「考える人」を演じています。日常の困ったことや達成しなければならないこと，今後の将来についてのことなど，自分の頭の中で考えています。つまり，「考える」ということは，**自分が必要とするメッセージ（解）を出すために**，自分の持っている経験や学習によって培われた知識と突き合わせる作業をしていることにほかなりません。そう考えると納得ですね。問題解決力に優れている人というのは，知識や経験が豊富であることが多いので，うなずけると思います。文明が発達していなかったころは，長老を非常に重宝し，長老の指示に従っていました。これは，その所以とも言えるでしょう。

　さらに進んで考えると，この自分の知識と突き合わせるという作業は，**自分の持っている知識と比べて答えを出す**ということです。つまり，「考えるとは比べること」ということになります。例えば，私たちは物を購入する時，品質や価格などを考えて買う買わないの判断をしています。この時，私たちは，ずっと比較をしているのです。そして，「比べる」こととは，同じ部分と差異の部分を認識することです。

　例えば，セーターを購入するケースを見てみましょう。

　Aはカシミヤ50％，Bはカシミヤ100％，どちらが高品質かと言えば，カシミヤ100％のBということになります。しかし，Aは1万円，Bは5万円であったとしたら，私たちの頭の中では「どちらもカシミヤの入った高品質なものであるけれど，Bはカシミヤ100％とさらに品質が良い。しかし，値段はAよりBの方がはるかに高価である。さて，どちらを取るべきか。品質を取るべきか安価な方を選ぶべきか」ということについてものすごい速さで頭が回転していることでしょう。

図5−1：考えることとは

★**考える＝比べる**⇒対象間の同じ部分と差異が認識できる＝ 分かる

分かる＝判る＝解る
"分けることができた" ということ

＊正しく考えるには，**物差しをそろえる**ことが必要

このように，私たちは意識していませんが，「考える」ということは，比較して，同じ部分と差異の部分を発見する作業と言えます。

学習の まとめ 「考える」とは，比較して，同じ部分と差異の部分を発見する作業である。

▶「比べる」とは分けること

考えるということは比べることでした。**比べるには，分類しなければなりません。**

例えば，Aさんの財布に1万円札が10枚，千円札が5枚入っていたとします。Bさんの財布には1万円札5枚，千円札が5枚入っています。2人の所持金を比べようとしたら，私たちは無意識に1万円札と千円札を分けて数えたと思います。そして，Aさんの方が5万円多いと差異を認識したはずです。

このように，比べることで**同じ部分と違う部分を認識**でき，分かることにつながったと言えます。

これは，**①分かる**⇒**②判る**⇒**③解る**という順序を経ていると理解できます。また，「解る」ように比較するには，**対象物の物差しをそろえなければ，正確に比べられない**ということも理解できたと思います（**図5−1**）。これは，後述するMECEにつながる概念です。

▶「比べる」とは前後を比較すること

比べれば，「分かる」ことにつながることが分かりました。そして，「比べる」ことは，物事の**起きる前と起きた後を比較すること**でもあります。

例えば，熱があるからと解熱剤を飲んだ時，飲んだ後で熱が下がったかどうかが問題となると思います。これは解熱剤を飲む前と飲んだ後を比較していることです。つまり，**前後を比較するということは，原因と結果を比較すること**につながります。

条件をそろえて「比べる」

▶ディメンション（抽象水準）

比べることは分けることだと分かったところで，分けるためにはどのようにすれば

よいかを考えましょう。

　分けるためには，**条件を整理**しなければなりません。これを「ディメンション（抽象水準）をそろえる」と言います。このディメンション（抽象水準）は，**次元やレベル**という言葉に言い換えることができます。

　では，ここで問題です。次に挙げるもののディメンションがそろっているものには○，そろっていないものには×を付けてください。

> ①野菜とバナナ　　②肉と魚　　③肉と鮭
> ④麺とカレーライス　⑤いちごショートケーキと和菓子

　いかがでしたか？　正解は②のみ○で，他は×です。①はバナナが果物であれば○，③は肉が例えば牛肉であれば○，④はカレーライスが米飯であれば○，⑤は和菓子が例えばいちご大福であれば○になります。

▶クライテリア

　比較する時の抽象水準，レベルや次元などのことをディメンションと言いましたが，クライテリアとは**分類する時の切り口**のことです。

　例えば，栄養素という切り口であれば，炭水化物，脂肪，タンパク質，ビタミンなどで分類することができます。この分類する時の注目する視点がクライテリアです。考える時は，**思考の基準に合ったクライテリアを選択する**必要があります。

▶ディメンションとクライテリアで分類が容易になる

　ディメンションとクライテリアを意識して分類すると，より明確に比較することができます。**図5－2**は看護を分類したものですが，看護のアセスメントというクライ

図5－2：ディメンションとクライテリアで看護を分類すると

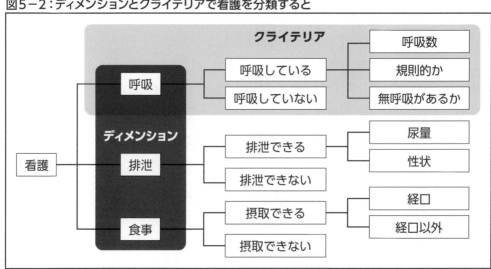

図5−3：MECE状態の例

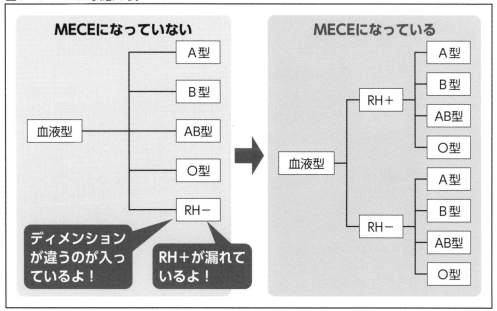

テリアで分類すると，呼吸ケア，排泄ケア，食事ケアとなり，さらにディメンション（抽象水準）もそろうことになります。

▶MECEとは

ロジカルシンキングで最も重要なものがMECE（Mutually Exclusive and Collectively Exhaustive）です。MECEとは，**各事柄間に重なりがなく，全体として漏れがない状態**のことで，「ミッシー」と呼んでいます。

例えば，血液型をA型，B型，AB型，O型と分類した場合，これはMECEの状態です。しかし，A型，B型，AB型，O型，RHマイナスと分類した場合はMECEの状態にはなりません。RHプラス，RHマイナスという分類があり，その次のディメンションでそれぞれをA型，B型，AB型，O型に分類するのが妥当でしょう。そうすれば，MECEの概念となります（**図5−3**）。

良い分類に必要な条件

考えるとは，対象間を比べて同じところや異なるところを認識することだと説明してきましたが，その「比べる」ためには分類が重要だということはご理解いただけたと思います。ここでは「良い分類」について復習しておきましょう。

▶良い分類とは体系化された分類

良い分類とは，論理的に体系化された分類です。そして体系化された分類とは，階層構造化された分類のことです。

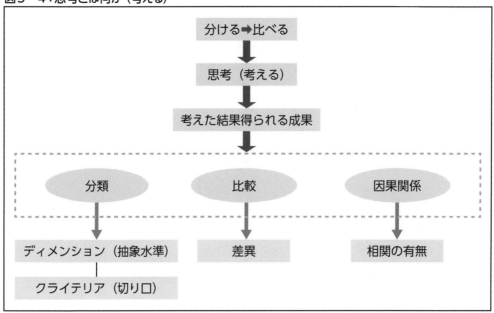

図5-4：思考とは何か（考える）

▶良い分類から得られるもの

良い分類では，考える対象の構造が理解できます。それは次の2点です。

①**どういう要素で構成されているか**

②**それらの構成要素はどのような位置にあるのか**

▶良い分類に必要な論理的体系

良い分類にするには，論理的な体系であることが必要です。論理的体系とは，一定の階層構造に従って整理され，矛盾のない内容に整えられていることを言います。そのための条件は，次の3点です。

①**階層ごとにディメンションがそろっていること。**

②**下位の階層に展開された要素がMECEになっていること。**

③**体系として論理的かつ意味的に整合するクライテリアが設定されていること。**

以上のように，知識や考える対象を突き合わせて比べることにより，「思考の成果」は，①分類，②比較，③因果関係の3つが得られることになります（**図5-4**）。

因果関係とは

事象の関係には，独立と相関という2つのことが考えられます。

独立はお互いに全く影響を及ぼさない関係であり，**相関は2つの事象が何らかの影響を及ぼす関係**にあることです。

そして，相関には，次の2つがあります。

1つは**単純相関**です。どちらが原因と決める
ことが困難で，何らかの関係はあるけれど，**ど
ちらが先かは決まっていません。関連**という言
葉を使います。もう1つは**因果関係**です。Aと
いう原因があって，Bという結果になるという
ように**必ず時間的順序があります。**

今までは思考（考えること）について述べて
きましたが，次に論理について説明します。

図5-5：論理とは何か

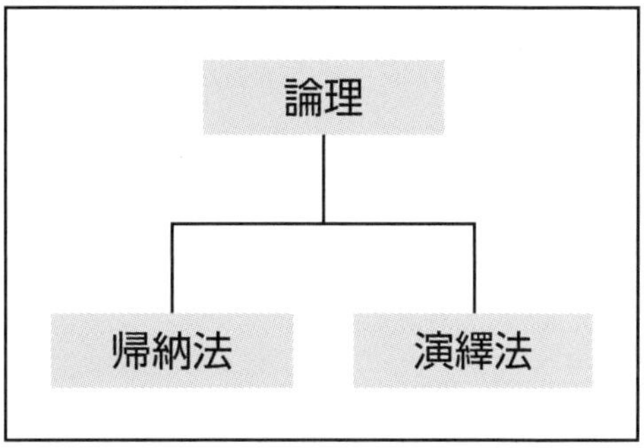

```
        ┌─────────┐
        │  論理   │
        └────┬────┘
      ┌──────┴──────┐
 ┌────┴────┐   ┌────┴────┐
 │ 帰納法  │   │ 演繹法  │
 └─────────┘   └─────────┘
```

論理とは

論理とは，簡単に言うと「正しく推論するための思考の方法論」のことです。この
方法を行うことにより，誰もが納得できる客観的に正しい結論を導き出すことが可能
になります。そしてこの論理を展開する具体的方法として「演繹法」と「帰納法」が
あります（**図5-5**）。

▶帰納法

帰納法は，個々の事実から一般的原理を導く推論です。Aは死んだ，Bも死んだ，
Cも死んだ，Dも死んだ。このことから，人間は必ず死ぬものであるという結論を導
き出すものです。

▶演繹法

演繹法は，一般的原理から個々の事柄の正しさを推論する方法です。大前提・小前
提・結論による3段論法は，演繹法の代表的な手法です。3段論法では，あることを
証明するために一般的原理としての大前提を立てます。例えば「人間は皆死ぬ」。こ
れは一般的原理です。次に，「Aは人間である」。これが小前提です。だから「Aはい
つかは死ぬ」ということを結論付けられるということになります。

> 学習の
> まとめ **論理的思考とは**
> ①事実や一般的に認められる事柄に基づいた根拠がある。
> ②結論までの展開の筋道のつながりが連続的である。
> ③目的に沿った明確な結論がある。

第 6 章

看護管理実践計画書の考え方

学習の要点

　看護管理とは, 質の高い看護を提供するためにヒト・モノ・カネ・情報・時間などの有限である資源を使用し, 効率的・効果的にかつ根拠に基づいてマネジメントすることです。そのためには, 戦略を策定すると共に, アクションプラン, 実施および評価が必要となります。

　また, 看護管理のナレッジは, 看護管理領域だけではありません。経営学の手法を活用して多方面からの分析が求められることもあります。

　本章では, 看護管理実践の一連のプロセスと看護管理実践計画書の考え方を学びましょう。

看護管理実践計画書とは

　看護管理実践計画書とは，看護管理者が**自部署の課題に取り組むための行動計画書**です。しかし，いざ自部署の課題を発見し，課題を明確にしようと思っても，いくつも問題があって１つに絞れなかったり，なかなか問題が思い当たらなかったりすることはありませんか。私が指導している統合演習の受講生も，「問題はあるのですが，どれから手をつければよいのか分かりません」と課題の選定の段階でつまずき，悩んでいます。

　看護管理者の業務は，看護の質の向上という旗を掲げる一方で，収益も気にしなければなりませんし，看護部という自分の城も守らなければなりません。大変悩ましいことばかりです。それでも，管理業務は，有限である時間との闘いです。**自分が第一に取りかからなければならない問題**があるはずです。次に示す視点を参考に探してみてください。

- ・新規性はありますか？　自分が取り組まなくても，他を参考にすることでできませんか？
- ・今の時勢に対応が必要なものですか？
- ・看護管理者である自分にとって関心があることですか？
- ・実現可能ですか（現実的なことですか）？

「課題」の再考

▶課題は，問題を解決するために行動を起こすことを意志表示したもの

　ここで確認です。課題とは何であったか，今一度考えてみましょう。

　看護管理実践計画書を作成する上での課題とは，**問題を解決するためになすべきこと，または達成しなければならないこと**でしたね。また，問題は特定の個人や集団あるいは組織に限ったものではありませんでした。しかし，課題となった時は，特定の個人あるいは組織が問題を解決しなければならないというレベルに進行しています。課題は，**問題を解決するために行動を起こすことを意志表示したもの**ですから，誰かが主体的に解決しよう，または解決しなければならなくなった時に，問題から課題が形成されるということになります。

　前述したように，自分の課題にもかかわらず，真の問題がなかなか発見できず，迷路に入り込んでしまうことがあります。ここが看護管理実践計画書の作成の中で最も難しく重要なところかもしれません。

▶鍵となる要因が見つかれば課題は見えてくる

そこで，自分の課題をいかに見つけるかということですが，そのヒントは**ロジックツリー（Why）の中に隠されています**。自分が悩んだり困っていることについて，「**なぜなぜ**」と繰り返しながらどんどん掘り下げて行って，要因分析をしてみてください。ロジックツリーの下の方に自分の問題としている現象を起こしている鍵となる要因があるはずです。それは，1つの場合もありますし，複数の場合もあります。

しかしその原因を全部解決することは，時間的にも自分の費やすエネルギーとしても簡単ではありません。私たちを取り巻く環境は刻々と変化しているので，私たちは効率的に効果的に問題を解決しなければなりません。一つの問題に集中しているうちにその問題は変化したり，違う問題が生じたりと大変混乱状態を引き起こすかもしれないということです。

問題解決には攻めどころがあります。それが**最も重要な鍵となる要因**であり，真の問題，つまり課題です。

お気づきのように私たちが普段問題だと思っていることは現象であって，それは引き起こされたものであり，引き起こしたもの（要因）ではありません。それに気づかないと，前述したように勘違いした問題を解くことになります（**図6-1**）。

最も鍵となる重要な要因を見つけたら，もう課題の半分は見つかったも同然です。自分の課題が可視化され，自ずと言語化されますので，自分の頭の中のもやもやした部分がすっきりと消え，視界が鮮明に見えてきます。

私たちは問題と課題を混同して使用しがちですが，問題と課題とは全く種類の違うものだということを理解しましょう。課題は「**自分が解決しようと意志表示した問題**」なのです。

図6-1：問題発見から課題決定までの考え方

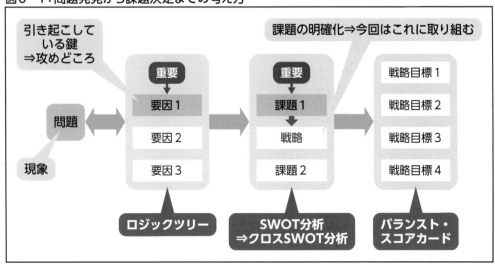

まとめ

・課題とは，問題を解決するために意志表示をしたもので，自分が解決しようとした問題が課題であるとも言える。
・①なぜなぜと要因を探り，②ロジックツリーの下位の方から鍵となる要因を見つけ，③最も重要な要因が攻めどころとなり，課題を見つけることができる。

看護管理実践計画書作成の意義

私たち看護管理者は，日々多くのトラブルに見舞われ，多くの問題を解決しています。また，多くの医療施設が目標管理を掲げ，戦略目標に取り組んでいます。私が指導する受講生に聞くと，数年前は目標管理を行っている医療施設はちらほらというぐらいだったのが，今では半数を超えています。

ということは，私たちは日常的に課題に取り組んでいるものの，それは経験と勘と度胸の世界であったり，課題解決のプロセスが分からないまま，見よう見まねで行っているのが現状なのかもしれません。

また，課題に取り組むに当たっては，探索や現状分析が行われないまま課題に取り組んでいるケースも見受けられます。しかし，分析が十分にされていなかったり，戦略がしっかり立てられていなかったりする状態では，課題解決にはつながりづらく悩ましい結果となりそうです。

何事においても言えることですが，物事を学ぶ早道は，基本をしっかり身につけることです。そこで，ここでは，看護管理実践計画書作成の基本を理解し，看護管理実践計画書を作成する意義を考えてみましょう。

私は，看護管理実践計画書作成の意義を次のように考えています。

・看護現場に埋もれている自分には見えていない問題を発見する能力を養う。
・問題の要因を追究する能力を養う。
・問題に対する方策を考える能力を養う。
・その方策を実行する意志力を養う。
・その一連のプロセスからロジカルシンキング能力を養う。
・課題解決・達成の成功体験から，看護管理者としての自信を得て，解決できた方法論を次に活かす力を養う。

▶看護管理者としての使命

皆さんは「ゴーイングコンサーン」という言葉を知っていますか。聞き慣れない言葉だと思いますが，これは経済界で使われる言葉です。「ゴーイング」は，継続して

いること，「コンサーン」は，企業のことで，企業が存続し続けるという意味です。私は，看護管理者の使命は自組織を永続させる（ゴーイングコンサーン）ことだと考えます。

　なぜなら，地域に医療施設がなくなってしまえば，患者は，遠方まで診療に通わなければなりません。また，医療施設が遠ければ，診療を受ける前に手遅れになってしまい，助かる命も助からないかもしれません。さらに，医療施設には，いろいろな人が働いています。医療施設がなくなれば，その人たちも失業し，路頭に迷うかもしれません。

　このように，患者も職員も非常に困った状態になることが予測されます。だからこそ，ゴーイングコンサーンなのです。

▶ 変化に対応することがゴーイングコンサーンのカギ

　では，そのためにはどうすればよいのでしょうか。

　まず，大事なのは**患者のニーズを把握する**ことです。**時代や環境によって患者のニーズも変わってきます**から，常に患者のニーズに敏感であることが必要です。**時代や環境の変化に対応できない組織は，やがて淘汰される**ことでしょう。だからこそ，環境の変化に対応できるように自組織や部署を整備していくことが看護管理者には求められるのです。

　しかし，人間は変化を嫌い，現状を維持したいと考えがちですから，**周囲の人たちが変化に抵抗することを前提にマネジメントする**ことが必要となってきます。

　例えば，今の日本の医療は，日常動作に多少の不自由があったり，医療上のリスクを抱えていたりしても，在宅での生活を推奨しています。一昔前までは，月に1回は診察を受けなければ薬を手に入れることができなかったため，介護タクシーなどを利用して通院する患者を見かけましたが，最近では，在宅診療が拡充し，わざわざ病院に出向かなくても済むようになりました。また，消費税が上がったことも影響して，少しぐらいの風邪であれば市販の薬で済ませようという状況にもなっています。その結果，外来患者数や新規入院患者数が減ったことで病床稼働も低下し，このままでは医療施設の存続さえも危ういという話を聞くこともあります。

　公立病院でも，高度経済成長期には潤沢な助成金が期待できましたが，近年は医療財源も乏しく独立採算となり，再編・統合も言われるようになりました。

　このように，**事態は刻々と変化していますので，常に感覚を研ぎ澄ませて環境に対応していかなければなりません**。気づいた時には遅かったということにならないように，常に**情報アンテナを張りめぐらしておく**ことが必要になっていると思います。

▶取り組むべき課題の確認

問題が起こる時は，必ずと言ってよいほど**環境が変化**しています。環境が変わらなければ，これまでと同じことを同じようにしていても問題は起こりませんが，なかなかそうはいきません。そして，環境は急激に変化することもありますし，ゆっくりと変化することもあります。ゆっくりとした変化の場合，その変化に気づくのが遅れ，気づいた時には手遅れだったということがあります。これをビジネス用語では**ゆでガエルの法則**[*1]と呼ぶようです。

私たちを取り巻く環境は必ず変わるのですから，私たちが目指したものや拠り所としていたものに不具合が生じ，あるべき姿にそぐわなくなってきます。しかし，私たちが**目指しているミッションやビジョン**はあったはずです。

さらに，自分を振り返った時，自分が，看護部長，師長，主任，あるいはリーダーというように**使命や役割や義務を持った立ち位置**にいることに気づかされると思います。

そこで，私たちは，組織のあるべき姿を再認識し，**環境の変化に対応するために行動を起こす**わけです。

ここで，手をこまねいていたり，自分の仕事ではないと放置していたら，環境の変化に適応できなくなった組織は残念ながら自然淘汰されることになります。自部署にとって最も重要なことは永続（ゴーイングコンサーン）です。看護管理者にとっては，大変なことかもしれません。なぜなら，このためには多少なりとも変革を伴いますが，人間は変化を嫌うものだからです。このことを理解した上で，看護管理実践計画書を作成するとよいと思います。

▶看護管理実践計画書の位置付け

前述のとおり，組織の大命題は永続すること「ゴーイングコンサーン」です。そして組織には組織としての存在意義やあるべき姿，今後の展望などを指し示すミッション，ビジョン，経営理念，戦略があります。

私たちを取り巻く環境は，絶えず変わっていくものですから，患者や利用者，家族のニーズも変化します。そうした時，あるべき姿としてのミッションやビジョンにそぐわない事態が生じてきます。こうした環境の変化に適応しようと重要課題を明確にし，戦略目標を策定し，実施していくために看護管理者が作成するのが看護管理実践計画書なのです（**図6−2**）。

[*1] **ゆでガエルの法則**：ゆっくりした環境の変化には気づきにくいことへの警鐘的な意味がある言葉である。カエルを熱湯に入れるとすぐ飛び出して命拾いするが，水に入れて徐々に温度を上げていくと，温度変化を感知できず，ついにはゆであがって命を落としてしまうというもの。

図6-2：看護管理実践計画書の位置付け

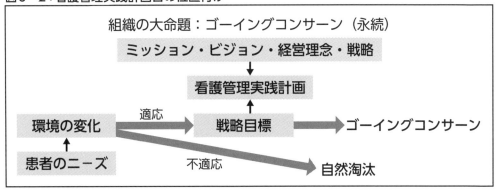

看護管理実践計画書立案の順序

看護管理実践計画書を立案する時の手順は，次の8工程です（**表6-1**）。

▶テーマの選定

まず，どのようなテーマに取り組むか，そしてその**動機（いきさつ）**を考えます。

困ったことや悩んでいることには必ず**背景**がありますので，何を背景にしてそれが起こっているかを考えます。そして，自分の立ち位置を振り返り，自分の使命や役割として取り組むべきテーマであるかを考えてください。

▶自組織（部署）の現状把握

自組織（部署）の概要を整理します。病院の規模，病床数，職員数，教育水準，安全や感染に関すること，ベッド利用率，平均在院日数，離職率，外来患者数，救急受け入れ件数など，**特徴や特殊性を把握**しましょう。**経時的推移データ**なども有効です。自組織（部署）の全容を知ることが必要です。

表6-1：看護管理実践計画書立案の手順

プロセス	内容	手法
テーマの選定	背景 動機	フレームワーク メタ認知
現状把握	自組織の概要 経時的データ	6W3H
現状分析	要因分析 内部・外部環境分析	ロジックツリー SWOT分析
課題の明確化	最重要課題の設定	クロスSWOT分析
戦略目標の立案	4つの視点	バランスト・スコアカード
アクションプラン	いつ・誰が・何を……	6W3H1G
実施・評価	アウトカム　プラン修正	PDCA
まとめ	要約と展望	

▶自組織（部署）の現状分析

①問題の要因分析

　自分は重要な問題だと思っても，個人的なことである場合があります。取り組もうとしている問題が本当の問題であるかを吟味しましょう。問題が起こった**要因を探って**ください。**なぜなぜ分析**（P.72参照）や**ロジックツリー**（P.73参照）を使用するのが有効です。

②自組織（部署）の環境分析

　要因分析を終えたら，課題の明確化を図るために，自組織（部署）の環境分析を行います。内部，外部の両面から分析し，自組織（部署）の**プラス面とマイナス面を洗い出し**ましょう。**SWOT分析**（P.118参照）を使用するのが有効です。

▶課題の明確化

　次は，自組織（部署）の環境分析を踏まえて**最重要課題を決定し，戦略を策定**します。環境分析の**強みや機会を活かす**ということと，**弱みや脅威を克服する**という2つの面から，戦略を策定しましょう。**クロスSWOT分析**（P.127参照）を使用するのが有効です。

▶戦略目標の立案

　戦略を策定したら，**戦略目標に落とし込み**ます。

　バランスト・スコアカード（BSC）（P.150参照）を使って，4つの戦略目標（学習と成長の視点，業務プロセスの視点，顧客の視点，財務の視点）を設定しましょう（P.152参照）。ここでは，**重要成功要因（CSF）**と**重要業績評価指標（KPI）**，数値目標も設定します（P.159～161参照）。

▶アクションプラン（行動計画）

　ここでは，**具体的な行動計画を立案**します。**いつ，誰が，何をするのか**を詳細に計画しましょう。「なぜ起きたか」「何が必要か」「どういう方策が有効か」など，ロジックツリーの下位にアクションプランのヒントやアイデアとなるものがありますので，注意深く見てください（P.162参照）。

▶実施・評価（考察）

　アクションプランを実施したら，**目標が達成されたかどうかを振り返り評価**します。**達成できなかった場合は，その理由を明確にし，プランを修正**します（P.163参照）。

ここは**要約**の部分です。全体的に考えてどうだったのか，**今後の展望**はどう考えるかなどをまとめます。

看護研究と看護管理実践計画書の違い

看護管理実践計画書はそれほど難しいものではありません。なぜなら，私たちはあんなに骨の折れる看護研究に日夜取り組み続けているからです。看護研究に要する時間やデータの収集，悩ましい検定などに比べたら大変容易に行うことができるはずです。

では，看護研究と比較してみましょう（**表6-2**）。

まず，大まかな見方をすれば，看護研究領域は課題研究に相当すると思われます。自組織の課題を発見し，課題解決の方策を見つける，まさにそのものです。

▶はじめに（背景）

看護研究では，最初の部分，つまりクエスチョンリサーチ，最初に疑問に思ったところです。ここは，「はじめに」または「背景」とし，動機を記載します。看護管理実践計画書でも同様に，「はじめに」または「背景」とします。

ただし，看護研究では，ここで先行研究と比較し，自分の研究の位置付けを記載しますが，看護管理実践計画書はそもそも自分の組織または部署のことなのでこれがありません。それでも比較するというのであれば，**過去の自組織と現在の自組織の違い**と考えるのがよいでしょう。また，**環境の変化に着目**している点が特徴です。

表6-2：看護研究と看護管理実践計画書の対比

看護研究	看護管理実践計画書
はじめに（背景）	はじめに（背景）
先行研究との自分の研究の位置づけ	環境の変化⇒不具合
目的・意義	目的・意義
方法	①現状把握　自組織の概要・現状のデータ
研究期間	②現状分析
研究対象	③課題の明確化
研究方法	④戦略目標
検定（有意差）	⑤アクションプラン
結果　研究結果（データ）	アウトカム（成果）⇒目標達成か？
考察　先行研究との比較，研究成果および限界	評価⇒プラン修正
結論	省略
結語	結語

▶目的・意義

　看護研究にも看護実践計画書にも目的や意義がある点は同じですが，看護管理実践計画書の場合，特に**あるべき姿のイメージと整合性**があることと，**ミッション，ビジョンとの整合性**が取れていることが重要です。

▶方法

　看護研究においては，次に研究期間，研究対象，研究方法（手法）などを記載しますが，看護管理実践計画書では，前述したように，**現状把握（自組織の概要，現状のデータ），現状分析，課題の明確化，戦略目標立案，アクションプラン**の順で記載します。

▶結果

　看護研究では実際に行われた研究の結果となります。例えば，調査研究であれば「患者満足度調査では○％が満足と回答していた」など，実際のデータが出てくると思いますが，看護管理実践計画書においては，**目標が達成されたかどうかの結果を示す**ことになります。

▶考察

　看護研究では，研究結果に対する考察を記載します。先行研究との比較においてや，新しい知見としての成果を提示し，限界を内省します。看護管理実践計画書の場合は，実際に**戦略目標が達成されたかどうかの評価および考察を記載**します。数値目標が達成されたかどうかです。達成されなかった場合は，その原因を探り，すぐにプランを修正します。

▶結論

　看護研究では明確な知見が得られた場合，結果について断定的に論述します。
　看護管理実践計画書では，戦略目標が達成されたかどうかが結論となります。結果と重複しますので，ここでは結論は必要ないと考えます。

▶結語

　これは，双方とも**要約や展望を記載**します。

第 7 章

看護管理実践計画書の書き方

学習の要点

ここでは, 実際の書き方を習得します。

書き方の手順をマスターすれば, 看

護管理実践計画書に取り組みやすくな

ります。

「はじめに」の書き出し方

▶読み手に伝わる言葉と立場で論述

「はじめに」の書き出しは，最も重要なところです。まず，自分がこの課題に取り組もうと思った動機（きっかけ）を述べましょう。あるいはその課題の現象や事象が起きている背景でも構いません。看護研究の「はじめに」に相当する部分で，疑問に思い探索する理由を述べるところです。

書き方は簡単ですが，論理的に論述しないと読み手の納得が得られませんので，注意深く書きましょう。

私が指導している統合演習の受講生も，この書き出しに苦労する人が大勢います。困っていることを箇条書きに羅列しただけでは，何がどのようにつながって問題となっているかが読み手には分かりません。自分が分かっているのは当たり前のことですから，読み手が分かるように，丁寧に説明することが必要です。前述したように，論理的な論述とは，**読み手が分かるように相手の言葉で相手の立場で筋道を立てて述べる**ことです。「自分は分かっている，分からないのはあなたが勉強していないため」などのような気負ったものであってはいけません。あくまでも謙虚に，医療関係者でなくても分かるような記述が必要です。

▶ストーリー性がある論述

最も分かりやすい論理的な記述法は3段論法です。**ストーリー性がある論述**をすると，読み手はしっくりきて納得できますし，同じような経験を思い出して共感できると思います。「私も同じ問題を抱えているのよ。あなたもそうだったのね！」という具合に，そこには双方向の見えないコミュニケーションが生まれてくることさえあります。

次のようなイメージで書くと分かりやすいでしょう。

①自組織（自部署）は〜のような**環境の変化**が起こっている。
②それによって，このような不具合が発生している。
③**本来あるべき姿**は〜である。
④そして，**自分の立場は**〜（師長・主任・部長）であり，〜の立場（役割・使命・義務）である。
⑤そこで，この**環境の変化に対応**し，あるべき姿になるよう〜に取り組む。

いかがですか？　段階を追って論述すると，文章がすっきりして論理的になると思いませんか？

①箇条書きにしない。

②何が起きているのかを時系列にして，
　どのように連鎖しているのかをイメージする。

③矢印（→）でつながっているイメージで考える。

④ストーリー性を考える。

⑤自分が取り組む理由をアピールするイメージで書く。

「自組織の概要」の書き方

　「はじめに」でこの課題に取り組む動機を書きました。それを受けて，次は自組織とはどんな組織であるかを説明します。自分が自組織のことを熟知しているのは当然ですが，読み手は知らないことばかりです。病院であれば，**表7－1**に示したようなことを記述するとよいでしょう。

　その上で，自分の課題と関係があることを調査し，それを推移が分かるように時系列で説明すると，読み手にも関連性がよく伝わります。

　例えば，職員の離職に関することを課題にしたのであれば，離職率の年次推移があると現状がよく分かります。最近では，卒後3～5年目の中堅クラスの退職も問題になっているようですから，離職者の内訳をグラフにしておくのもよいでしょう。

　また，病床利用率や平均在院日数に関する課題であれば，年次推移をグラフで示した方が分かりやすくなります。インシデント件数やアクシデント件数などは，年次推移の他に前年度と比較したグラフがあると分かりやすいでしょう。

　このように，自組織の概要や自分の課題に関係することは，表やグラフなども提示しながら説明します。

・自組織の特徴や活動状況，職員数や教育，他職種
　との連携，看護方式，感染・安全，患者満足度，
　職員満足度，人口動態などのマクロ情報を入れると
　よい。

・自分の課題に合った情報も入れる。

・グラフや表などを活用すると時系列で推移が分かり
　やすくなる。

表7−1：自組織の概要に示すべき内容の例

	内容	ポイント
施設の特徴	・病床数　　・標榜する診療科 ・病床別機能：急性期一般，回復期リハビリ病床，医療療養型病床，地域包括ケア病床，精神科病床 ・単一機能型／複合型（ケアミックス） ・入院基本料：急性期一般入院料1，急性期一般入院料2〜6 ・訪問看護ステーションの有無　　・在宅診療の有無 ・特別養護老人ホーム，老人保健施設の有無	施設の強みとするもの，弱みとするものについての評価→今後の戦略のヒントとなる。
活動状況	・病床利用率　　　　　　　　・平均在院日数 ・救急件数・手術件数　　　　・外来患者数 ・1日1患者当たりの収益　　・病床回転率 ・紹介患者数　　　　　　　　・逆紹介患者数 ・重症度，医療・看護必要度　・高度医療機器の使用状況	施設の有効使用状況について把握する。
職員状況	・全職員数　　　　・看護職員数：看護師，准看護師，補助者 ・看護師比率　　・平均年齢　　　・医師数 ・雇用形態　　　・離職率　　　　・超過勤務時間 ・有休取得率　　・保育室の有無	主に職員のマンパワーについて評価する。
教育	・クリニカルラダー（ラダーの構成比率）　　・経験年数 ・認定看護管理者教育：ファースト・セカンド・サードレベルの修了状況 ・新人教育・院外研修の有無　　　　・大学・大学院の卒業者数 ・認定看護師数とその活用状況　　　・専門看護師数と活用状況 ・看護学生の実習受け入れ施設の有無　・補助者教育状況 ・災害教育・医療安全・院内感染防止教育 ・特定行為についての研修派遣体制	教育の現状を把握し，今後の教育体制について評価する。
他職種連携	・医療クラークの活用　　　　・医師との連携 ・コメディカルとの分業状況　・クリティカルパス	他職種へ業務委譲されているかを評価する。
看護方式と業務	・プライマリーナーシング，固定チームナーシング，PNS ・受け持ち制，機能別　　　・リリーフ体制 ・遅番・早番体制　　　　　・夜勤専従看護師数と夜勤体制 ・看護計画・看護記録　　　・物品管理状況 ・アメニティ（清潔環境）	看護体制を把握する。
感染・安全	・院内感染発生状況 ・尿路感染，血液感染，創感染の発生状況 ・アクシデントとインシデントの発生件数 ・褥瘡発生率　　・患者クレーム件数　　・災害体制	発生件数の年次・月次推移を評価する。
患者・職員満足度	・患者満足度　　・職員満足度　　・PFMによる医療	具体的調査結果で評価する。
マクロ的状況	・人口動態　　　　　　・高齢化率 ・地域の医療整備計画　・地域の医療福祉施設件数と将来的動向	将来的に地域がどう変わっていくか布石を打つ。

「目的・意義」の書き方

　「目的」と「意義」を，国語辞典で調べてみると，それぞれ「目指すところ，目当て」「ある事柄についての積極的値打ち」となっています。つまり，目的は抽象的で長期にわたる目当てや実現しようとする事柄であり，意義はそれによって得られる事象や成果という解釈になると思います。

　ここでは，自分が**あるべき姿を目指すためにどういう課題に取り組むか**を明確に提示してください。

　私が指導する統合演習の受講生の中には，この目的・意義をたくさん提示する人がいますが，目的や意義がたくさんあるということは，それに比例して課題も多数あるということになります。また，私たちはたくさん書かなければならないという強迫観念を持ちがちですが，目的・意義に関して言うならば，シンプルな方がよいのです。なぜなら，書かれているものにはすべて意味がありますので，「あれもしなくては〜」「これもしなくては〜」というようになり，そこから迷走が始まります。また，とかく文章を飾る人もいますが，これは小説でもエッセイでもありませんので，意味のある論述が必要です。

　通常は，「はじめに」の最後に書いた「〜の現状がある。それによって〜の不具合が生じている。そこで〜のために〜に取り組むこととする」というところの最後の文章「**〜のために〜に取り組む**」が目的・意義になります。

　働き方改革に関する取り組みであれば，「働きやすい職場を目指し，全般的な職場改善のために働き方改革に取り組むこととする」などのようにシンプルに文章を書くとよいと思います。

>
> ・目的・意義は，あるべき姿を目指すためにどういう課題に取り組むかを明示するものである。
> ・「はじめに」の最後に書いた「〜の現状がある。それによって〜の不具合が生じている。そこで〜のために〜に取り組むこととする」というところの最後の文章「〜のために〜に取り組む」が目的・意義になる。
> ・あれもこれも盛り込まずシンプルにまとめ，不要な言葉で飾らない。

▶回復課題と向上課題

　統合演習で指導していると，「うちの部署は，最初はいろいろ問題があって大変だったんですけど，今はもう課題がありません。どうしましょうか」という相談を受けることがあります。

確かに，課題のイメージは部署の問題を改善することのように思えます。そうすると，もう自分の部署には解決する問題は何も残されていないのでしょう。しかし，よく考えてみてください。

　私たちが取り組む課題には，**不具合を改善するもの**と**現状をさらに向上させるもの**があります。前者は**回復問題**と言います。あるべき姿に現状の状態を改善させる課題ですから，**守りの戦略**と言えるでしょう。後者は**向上課題**と言います。現状の状態をさらに改善させていく課題ですので，**攻めの戦略**と言えるでしょう。

　例えば，患者の転倒転落事故の月20件を10件にしようという課題は不具合を改善しようというものです。一方，「一般病棟用の重症度，医療・看護必要度の割合を24％から27％にアップした。さらに31％以上を目指し，看護のケアの充実を図る」という課題は，現状をさらに向上させるものです。看護の質に関しても，もうこれで大丈夫，これ以上は看護の質を向上しなくてよいということはないと思います。

　このように，1つの目標を達成しても，私たちには常に次を目指すものがあるということです。

学習の
まとめ
・回復課題：あるべき姿に現状の状態を改善させる課題
・向上課題：現状をさらに向上させる課題

「現状分析」の書き方

　自組織の概要を記載したら，現場の業務を分析した内容を記載します。

　ここでは，「問題の要因分析」「自組織のマクロ分析」「環境分析」について記載します。ただし，実際には自組織のマクロ分析は，環境分析に含めたものとして省略し，記載しない場合もあります。

▶問題の要因分析

　なぜ問題が発生しているのか，その要因を分析した結果を記述します。要因分析にはロジックツリーなどの手法を用いていると思いますので，分析した結果は，図表を使って可視化するとよいでしょう。パワーポイントに掲載する場合は，図表そのものを貼り付けるだけで完成です。文章の場合は，読み手に要因分析のプロセスが分かりやすいように記述しましょう。

　例えば，「離職の要因についてロジックツリーを用いて分析を行った。その結果，職場環境として，①上司との人間関係が悪い，②同僚との人間関係が悪い，③家庭と両立できないの3つの要因が抽出されたが，中でも生活に破綻を来し継続できない状態になる『家庭と両立できない』が最重要要因と考えられた」などのように，分析し

た結果をすべて記述するのではなく，要約し，読み手に理解してもらいたい内容だけを記述すると，納得性のある論述になると思います。

分析した結果をすべて記述することで，読み手にはかえって理解しづらくなることもありますので，ここでは，**いかにシンプルに記述できるかがポイント**になります。

▶自組織のマクロ分析

自組織をマクロ分析する際，多くはPEST分析（P.27参照）を用いていると思いますので，パワーポイントにはPEST分析で出来上がった図表をそのまま貼り付ければ完成です。文章にする場合は，その内容を列挙すればよいと思います。

具体的には，「自組織のマクロ分析をPEST分析を用いて実施した。その結果，政治では○○，経済では○○，社会では○○，技術では○○などの変化がとらえられた」というように端的に記述しましょう。

▶環境分析

環境分析は，一般的にSWOT分析を用いて行いますので，**内部環境分析と外部環境分析の結果を記載します**。パワーポイントに掲載する場合は，SWOT分析の表をそのまま貼り付け，文章にする場合は，例えば，「環境分析をSWOT分析を用いて実施した。その結果，内部環境として強みは○○，弱みは○○であった。外部環境として機会は○○で，脅威は○○であった」というように列挙すればよいでしょう。

「課題の明確化」の書き方

現状分析の結果，明確になった課題の内容を記述します。SWOT分析で明確になっ**た強み，弱み，機会，脅威**を基に，**クロスSWOT分析**を行い，可視化された課題（戦略）を記述します。したがって，クロスSWOT分析の結果は**4つの積極的戦略，差別化戦略，弱み克服策，最悪事態回避策**が記述されることになります。

そして，すべての戦略を行うことではなく，**緊急で重要なことを行うという視点**から，多くても2つ程度の戦略に絞り，記述するとよいでしょう。

パワーポイントに掲載する場合は，クロスSWOT分析で出来上がった表を貼り付け，最重要戦略が何かを明記するのがよいと思います。文章にする場合は，例えば「クロスSWOT分析を施行し課題の明確化を図った結果，4つの積極的戦略，差別化戦略，弱み克服策，最悪事態回避策が出され，緊急度と重要度の視点により，今回は○○の戦略に取り組むこととした」などのように記述します。

「戦略目標」の書き方

　戦略目標を決める際，バランスト・スコアカード（BSC）を使用することが多くなっています。冒頭に「戦略を実施するため，戦略手法としてBSCを使用した」などと書いておくと，BSCを使用したことが読み手に伝わり，分かりやすいと思います。

　パワーポイントに掲載する場合は，スコアカードを貼り付けておくと，学習と成長の視点，業務プロセスの視点，顧客の視点，財務の視点の４つの視点が明確になります。また，横軸の戦略目標，重要成功要因（CSF），重要業績評価指標（KPI），数値目標も明確になります。

　戦略マップを別に記述する場合もありますが，スコアカードに学習と成長の視点から上に矢印，業務プロセスの視点から上に矢印，顧客の視点から上に矢印をつける（P.39参照）ことにより，戦略マップを省略することができます。パワーポイントの枚数に制限がある時は，この方法にするとよいでしょう。

　文章にする場合は，**戦略目標の策定という小見出し**にして，「戦略マップを作成し，戦略目標の策定を行った。まず，学習と成長の視点として○○をすることとし，このことが達成されることにより，業務プロセスの視点の○○が達成されることとした。さらに顧客の視点の○○が達成されることにより，財務の視点の○○が達成されることとした」のように記述すると，戦略が可視化されます。

アクションプランの書き方

　アクションプランは，４つの視点に沿って，それぞれ具体的に，いつ，誰が，何をするかを，6W3H1Gの視点で列挙します。

　パワーポイントに掲載する場合は，**４つの視点ごとにアクションプランを具体的に列挙**します。財務の視点においては，他の３つの視点が実施された結果としての到達になるため，アクションプランはありません。具体例については，第11章（P.175 ～）を参考にしてください。

第 8 章

環境分析と課題の明確化
SWOT分析／クロスSWOT分析

学習の要点

ここでは，SWOT分析を用いた現状分析と，その結果からクロスSWOT分析で課題をさらに明確にし，戦略を策定する方法を学びます。

環境分析

課題解決に向けて**戦略***を策定する際，大切なことは**自分の組織（部署）の内部，自分の組織（部署）の外部の両方の環境を分析**しておくことです。それを助けるのがSWOT分析です。
スオット
まずは，SWOT分析の手法と共に環境分析について学びます。

SWOT分析とは

▶SWOT分析の特徴と戦略的意味

SWOT分析は，**環境の変化に対応した経営資源の最適活用を図るため，経営戦略を策定する際に，組織の現状を網羅的に分析する手法**です。

SWOT分析は，もとは，カナダの経営学者ヘンリー・ミンツバーグが提唱したもので，ハーバード・ビジネススクールのゼネラルマネジメント・グループのケネス・R・アンドルーズらの執筆した『Business Policy：Text and Cases』（1965年）以降にビジネス上の戦略策定に使われるようになったと言われています。

SWOT分析では，**環境を内部環境（自組織の内部）と外部環境（自組織の外部）に分け**，それぞれを**強み（Strength）と弱み（Weakness），機会（Opportunity）と脅威（Threat）**の4つの視点から分析します。「彼を知り，己を知らば百戦危うからず」ということわざがあるように，戦いに勝つためには自分の力を知り，相手の力（出方）を知ることが大切です。

SWOT分析を使って自分の強さと弱さを知り，敵の出方が自分にとってチャンスになるのか，自分が打ちのめされるような事態になるのかを分析することにより，大局的に戦略を考える場合の「重要な情報」を漏れなく抽出することができます。

経営用語は，戦争用語から転用されたものが多いので，戦争用語で言うところの「敵」を「競合」に置き換えて考えましょう。また，「重要な情報」とは，有限である社会資源としての，「ヒト」「モノ」「カネ」「情報」「時間」などが相当します。

▶内部環境分析

内部環境とは，自組織（自部署）のことです。自組織（自部署）が他組織（他部署）と比べて優れている点（強み）と劣っている点（弱み）の両方から分析します。長所・短所という言葉でも当てはまると思います。

＊**戦略**：先を読み，利用できる資源を活用し，チャンスをとらえて
備えを固め，物事が起こる前に布石を打っておくという考え方。

自組織（自部署）の「ヒト」「モノ」「カネ」「情報」「時間」について，次の視点で洗い出します。

強み：他組織（他部署）に比べて，自組織（自部署）の優れているところ，秀でているところ，良いところ，さらに成長・強化させるところ

弱み：他組織（他部署）に比べて，自組織（自部署）の劣っているところ，悪いところ，課題とするところ，改善やレベルを上げなければならないところ

▶外部環境分析

　外部環境とは，自組織（自部署）を取り巻く環境のことです。外部環境を自組織にとって有利な環境（機会）と自組織にとってダメージとなる環境（脅威）の両面から分析します。

　「機会」は，自組織（自部署）にとって良い機会という意味です。つまり好機となるものです。これをチャンスにしてさらに成長する，あるいは弱点を克服することにつなげるという意味があります。つまり，追い風です。

　例えば，近隣に看護大学が建設される予定であるなら，看護大学卒業後の看護師を採用できるチャンスが到来することになります。

　一方，「脅威」は，自組織（自部署）にとって悪い機会という意味です。他組織（他部署）が自組織（自部署）を脅かすようなことや他組織（他部署）が障害になるようなことが当てはまります。逆風，逆境です。

　例えば，「近隣に新しい病院が建設される」ということは，患者がその病院に行ってしまうかもしれず，「患者数の減少につながる」という点で脅威と言えます。また，条件が良ければ，看護職もその病院に移ってしまう可能性もあり，「看護師が不足する」という点で脅威と言えます。

　自組織（自部署）を取り巻く環境の変化について，次の視点で洗い出しています。

機会：どのような機会があるのか，組織（部署）を成長させる機会になるのか

脅威：どのような脅威があるのか，組織（部署）の成長を妨げる・存在を脅かす要因となるのか

▶SWOT分析の利点

　SWOT分析の活用の利点は課題を戦略に落とし込む時にあります。自分の持っているものを最大限に活用し，機会を逃さず取り込み，「時機に投ずる」のような意味が含まれています。ですから，戦略テーマを決める時はチャレンジングな意味合いが強くなります。誰よりも先に前へ進み，好機を自分のものにするということです。

　SWOT分析を活用することで，有効な戦略を策定することができます。

　経営の考え方の本質は主に次の３つです。

・持っているものを利用して，持っているもの以上の成果を生み出す。

・将来，訪れるであろう好機を逃さずにとらえて成果に結びつける。

・将来，訪れるであろうリスクを予測し，先に防御して手を打つ。

　そして，その考え方の前提として，**効率的・効果的に，すなわち人や機会を無駄にせずに活用して，最大の利益を生むにはどうするべきか**という考え方があります。

　ビジネスの世界では，ビジネスチャンスとか商機という言葉がよく使われますが，私たちは，日頃から経営の考え方に親しんでいるわけではありませんので，「機会」という言葉に置き換えて考えると，分かりやすいと思います。

SWOT分析の方法

▶SWOT2軸の分析の意味

　SWOT分析の特徴は，次に示すように2軸からの分析であるという点です（**図8−1**）。

・環境を内部環境（「強み」と「弱み」）と外部環境（「機会」と「脅威」）で分析

・要因をプラス面（「強み」と「機会」）とマイナス面（「弱み」と「脅威」）で分析

　「強み」「弱み」「機会」「脅威」については，次のように考えると分かりやすいと思います（**図8−2**）。

図8−1：SWOT分析の特徴

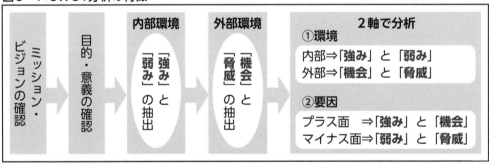

図8−2：SWOT分析の強み・弱み・機会・脅威　　※組織は部署と置き換えてもよい

		Strength	Weakness
内部環境	組織内のこと	**強み** 長所⇒組織の良いところ，自慢できること，売りにできるところ	**弱み** 短所⇒組織の悪いところ，自慢できないこと，売りにできないところ
外部環境	組織外のこと	追い風⇒チャンス，好機，良い機会 **機会**	逆風⇒ダメージになると思われる，悪い機会 **脅威**
		Opportunity	Threat

強み：組織の良いところ，自慢できること，売りにできるところ⇒長所

弱み：組織の悪いところ，自慢できないこと，売りにできないところ⇒短所

機会：チャンス，好機，良い機会⇒追い風

脅威：ダメージになると思われる，悪い機会⇒逆風

▶分析の着眼点

強みに関すること

```
┌─ キーワードは… ─────────────────────────────
│ 強みを持ったスタッフ，患者，紹介先，組織変革，病院の評判，看護の質，生産
│ 性向上，人材育成，患者の増減，経営指標
└──────────────────────────────────────
```

・自組織（自部署）にはどんな強みを持ったスタッフがいるのか。その職員は，戦略（解決策）に活かせるか。

・自組織（自部署）にはどんな顧客（患者）がいるのか。顧客である患者を紹介してくれる病院や施設があるか。どんなニーズを持っているのか。そのニーズに変化はあるか。

・強みを持ったスタッフを鼓舞し活用することで，組織を動かす（イノベーション）ことはできないか。

・強みを持ったスタッフが多くなることで，看護の質の向上や生産性向上に寄与できないか。

・看護の質や生産性の向上により，病院の評判が良くなり，それが患者を増やすことにつながらないか。

弱みに関すること

```
┌─ キーワードは… ─────────────────────────────
│ 弱点となるスタッフ，再教育，組織の活性化，意欲向上，看護の質
│ 看護の生産性，顧客満足度，病院の評判，増患
└──────────────────────────────────────
```

・自組織にとって弱点となるスタッフがいるか。

・弱点となるスタッフを再教育し，強みを持ったスタッフに変えられるか。

・弱点となるスタッフの比率はどうか。

・強みでも，弱みでもない中間に位置するスタッフを強みを持ったスタッフに変えられるか。

・弱点となるスタッフを再教育することで，意欲の向上，組織の活性化につなげられるか。

・弱点となるスタッフを再教育することで，看護の質や看護の生産性，顧客満足度は

向上するか。

・弱点となるスタッフを強みを持ったスタッフに変えることで，病院の評判が良くなり，患者を増やすことにつながらないか。

機会に関すること

キーワードは…

将来予測される，競合の変化，競合以外の変化，自組織の強みに活用，自組織の弱点をカバー

・将来予測できる施設の建設など，競合の変化を素早くとらえて，自組織の強みを強化することに活用することができるか。
・将来予測できる病院等の建設など，競合の変化を素早くとらえて，自組織の強みに活用することができるか。
・将来予測できる施設や大学など，競合以外の変化を取り込み，自組織の強みに活用することはできるか。
・将来予測できる施設の建設など，競合の変化を素早くとらえて，自組織の弱点をカバーすることに活用できるか。
・将来予測できる病院等の建設など，競合の変化を素早くとらえて，自組織の弱点をカバーすることに活用できるか。
・将来予測できる施設や大学など，競合以外の変化を取り込み，自組織の弱点をカバーすることに活用できるか。

脅威に関すること

キーワードは…

将来予測，競合のアクション，競合以外のアクション，ダメージに対しての対策，法律改正，経済状況の変化，人口動態の変化，技術革新などへの対策，社会情勢，医療福祉介護の需要，患者・利用者のニーズ，近隣施設の動向，新施設建設

・将来予測される病院等の建設など，競合のアクションに伴うダメージに対策が立てられているか。
・将来予測される競合以外のアクションについて，対策が立てられているか。
・将来予測される法律の改正などに対して対策が立てられているか。
・将来予測される経済状態の変化に対して対策が立てられているか。
・将来予測される人口動態の変化に対して対策が立てられているか。
・将来予測される技術革新などの変化に対して対策が立てられているか。

SWOT分析の手順と実際

▶SWOT分析の手順（図8-3）

①自組織のミッション，ビジョン，経営理念・看護部理念，看護部目標を確認する。

②今回取り組むテーマの目的・意義を確認する。

③内部環境についてプラス要因とマイナス要因を挙げ，それぞれ「強み」と「弱み」
に記入する。

例）「看護実践能力の高い看護師がいる」：自組織にとってプラス要因であれば，「強
み」に記入。

「看護師の定着率が低い」：自組織にとってマイナス要因であれば，「弱み」に記入。

④外部環境についてプラス要因とマイナス要因を挙げ，それぞれ「機会」と「脅威」
に記入する。

例）「近隣に介護施設建設予定」：自組織にとってプラス要因であれば，「機会」に記入。

「近隣に大病院建設予定」：自組織にとってマイナス要因であれば，「脅威」に記入。

図8-3：SWOT分析手順チャート

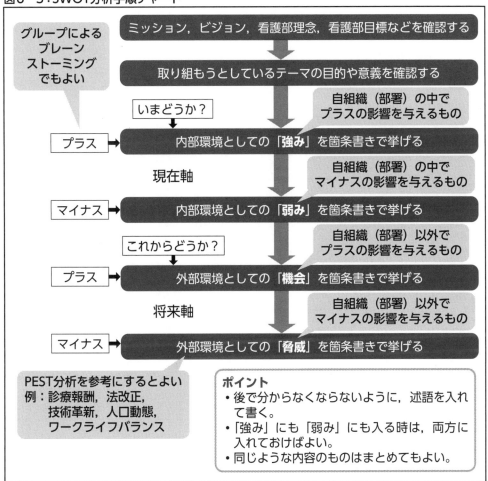

〈ポイント〉

- 「強み」と「弱み」は現在の時間軸で考えます。
- 「機会」と「脅威」は，将来の時間軸で考えます。
- グループワークでブレーンストーミング的に行うのも一つの方法です。
- 複数人で実施する場合は，付箋などを使用して思いつくままに出していくとよいでしょう。
- 文章など細かいことは気にせず，どんどん書き出しましょう。
- 1つの現象には，「強み」の側面と「弱み」の側面があるので，無理に分けようとせず，両方に入れます。
- 各現象，5～10個程度抽出しましょう。
- 簡潔に箇条書きにしてください。単語だけでは，後で意味が分からなくなることがありますので，述語を入れるようにしてください。
- 同じような内容であれば，1つにまとめましょう。
- 日頃から，新聞や雑誌，専門誌，学会誌などにより外部の情報を得るようにしておきましょう。特に，看護や介護，医療など関係する分野の診療報酬改定や法改正などには目を向けておく必要があります。

▶プラス要因とマイナス要因の考え方

表8－1は，SWOT分析を行って表にしたものです。分析する際の考え方を細かく見ていくことにしましょう。

表8－1：SWOT分析例

	S：強み	W：弱み
内部環境	S1 駅から近い S2 看護師の離職率が低い S3 看護師の育成教育が充実している S4 難治性褥瘡患者の紹介が多い S5 ケアミックス型のメリットを活かし，急性期医療から慢性期医療への流れがスムーズである **S6 看護師の平均年齢が高い** 考える視点を変えると「強み」にも，「弱み」にも入る場合は，両方に入れる	**W1 看護師の平均年齢が高い** W2 熟練MSWがいない W3 退院支援が十分ではない W4 保育支援体制が整備されていない W5 非常勤看護師の救急対応スキルが十分ではない
	O：機会	T：脅威
外部環境	O1 近隣にサービス付き高齢者向け住宅の建設が予定されている （在宅復帰率の改善） （入院患者の増加） （外来患者の増加） 「機会」と「脅威」はマクロ的にとらえると分かりやすいPEST分析を参考にするとよい	T1 少子高齢化により看護師確保が困難になる T2 近隣にサービス付き高齢者向け住宅の建設予定があり，介護職の流出が予測される

「強み」を誤って「機会」に入れない
「強み」は内部環境の良い点，
「機会」は外部環境の「強み」である

「弱み」を誤って「脅威」に入れない
「弱み」は内部環境の悪い点，
「脅威」は外部環境の「弱み」である

強み

- 病院は駅から近く，交通の便が良いので⇒**駅から近い（S1）**
- 他の病院に比べて離職率が1％で低いので⇒**看護師の離職率が低い（S2）**
- クリニカルラダーなど教育に力を入れているので⇒**看護師の育成教育に力を入れている（S3）**
- 褥瘡予防に力を入れており，他院から難治性褥瘡患者の紹介が多いので⇒**難治性褥瘡患者の紹介が多い（S4）**

弱み

- 平均年齢が高く，体力や持久力に自信が持てなくなっている看護師がいるので⇒**看護師の平均年齢が高い（W1）**
- 経験の豊富なMSWがいないので⇒**熟練したMSWがいない（W2）**
- 退院支援などの援助があまり行われていないので⇒**退院支援が十分ではない（W3）**
- 託児所などの保育を支援する体制が整備されていないので⇒**保育支援体制が整備されていない（W4）**
- 非常勤看護師が救急対応に慣れておらず，救急対応時のスキルに自信がないので⇒**非常勤看護師の救急対応スキルが十分ではない（W5）**

機会

- 将来，近隣にサービス付き高齢者向け住宅の建設予定があり，病院の後方ベッドとして活用すれば，在宅復帰率の改善が期待できるので⇒**在宅復帰率の改善（O1）**
- 将来，近隣にできるサービス付き高齢者向け住宅の住民が外来受診患者や入院患者になることが見込まれるので⇒**外来患者の増加，入院患者の増加（O1）**

脅威

- 将来も少子高齢化が続くので⇒**看護師確保が困難になる（T1）**
- 近隣にサービス付き高齢者向け住宅の建設予定があるので⇒**介護職の流出が予測される（T2）**

 学習の まとめ
- ・「強み」か「弱み」かのヒント：自分にとって得か損か，良いか悪いか。
- ・「機会」か「脅威」かのヒント：自分にとってチャンスか，ダメージか。

▶SWOT分析時の注意点

内部環境と外部環境を正しく分類する

　自組織（部署）のことなのに「機会」に入れてはいけません。例えば，自分の病院に建て替えの予定があるという場合，一見チャンスなので，「機会」のように思えますが，これは外部環境ではありません。自分の施設のことですから内部環境です。「強み」に入ります。

　また，自組織（部署）で産休などにより看護師不足が予測されるという場合，一見「脅威」のように思えますが，自組織内の問題ですから内部環境です。「弱み」に入ります。

プラス・マイナスの両面がある場合は両方に入れる

　「病院を建て替える」というのは，内部環境として強みに入ると考えられます。しかし，もう一度よく考えてみましょう。病院が新しくなって増床するのに，看護師が集まらなかったとしたらどうですか？　逆に，「弱み」になってしまいます。このような時は，「強み」と「弱み」の両方に入れておきます。

　また，近隣に新しい病院の建設予定があるという場合，新病院から患者紹介があると考えられれば「機会」ですが，新病院に看護師が流出すると考えれば「脅威」に入れることになります。このような時も「機会」と「脅威」の両方に入れておきます。

「機会」と「脅威」はマクロ的に考える

　政治，経済，社会，技術などと併せて，マクロ的に考えると分かりやすいでしょう。

裏付けのないものは消去する

　自分の感想だったり自分の価値観だったり，客観的な裏付けがなかったりすれば消去します。

人に伝わる表現をする

　あいまいな表現，自分だけが分かる表現，専門的な表現，省略しすぎて人に伝わらない表現など，どれもいけません。後から見ても意味が分かるように，単語だけでなく，述語を入れて書きます。

課題の明確化

▶課題の明確化とは

　SWOT分析で環境を分析したら，次はクロスSWOT分析を行って重点的に取り組む課題を検討します。ここでは，優先度を考えながら，今回取り組まなければならない

最重要課題を明確にし，戦略テーマを策定します。

▶課題の明確化の手順
①ミッション，ビジョン，経営理念，看護部目標などを確認する。
②現状把握のための情報を収集する。
③現状分析を行う。
　要因分析はロジックツリーを使い，環境分析にはSWOT分析を行う。
④課題の明確化のため，クロスSWOT分析を行う。
⑤４つの戦略案（積極的戦略・差別化戦略・弱み克服策・最悪事態回避策または撤退）を策定する。
⑥最重要課題⇒戦略を決める。これが今回取り組むべき戦略となる。

クロスSWOT分析とは

　SWOT分析で自組織の「強み」「弱み」を把握し，自組織以外のことは「機会」と「脅威」に分類して明確にしました。

　しかし，分析しただけで終わってしまってはいけません。この強み・弱み・機会・脅威についての分析結果を基に，ビジネスチャンスに活かします。そして，将来襲ってくるであろう競合などの脅威に対して，十分に警戒し，備えておくのです。

　クロスSWOT分析は，内部環境に対して外部環境をクロスする（掛ける）ことで，「強み」を引き出し，「弱み」を克服する，戦略的方策を策定するためのツール，簡単に言うと戦略策定や今後の方策を抽出・整理するためのツールです。「強化する」「差別化を図る」「チャンスをとらえる」「ダメージを阻止する」などのようにイメージすると分かりやすいでしょう（**表8-2**）。

　では，事例を基にクロスSWOT分析を考えてみることにします。

事例1

　A病院は小規模病院であるが，看護師の教育に力を入れ，クリニカルラダーなど看護師育成教育は充実している。その影響か離職率は8％と全国平均よりは低いものの，新入職者は数人の状態である。そのためか，組織の活性化がうまく図れていない。将来，近隣に500床の大学病院が建設を予定しており，看護師の流出の恐れがある。また，近隣に看護大学建設の予定がある。

　これをクロスSWOT分析したのが**表8-3**です。分析の手順を細かく見ていくことにしましょう。

表8−2：クロスSWOTマトリックス

クロスSWOT		外部環境	
		機会	脅威
		機会O1	脅威T1
内部環境	強み	SO戦略（積極的戦略）	ST戦略（差別化戦略）
	強みS1	強化する⇒強み×機会（S1×O1） 「強み」を強化し，「機会」を最大限にとらえる	差別化する⇒強み×脅威（S1×T1） 「強み」を強化し，「脅威」を最小限にする
	弱み	WO戦略（弱み克服策）	WT戦略（最悪事態回避策・撤退）
	弱みW1	チャンスをとらえる⇒弱み×機会（W1×O1） 「機会」を最大限に活かし，「弱み」を克服する	ダメージを阻止する⇒弱み×脅威（W1×T1） 「弱み」を最小限にし，「脅威」に備える

表8−3：クロスSWOT分析例

近隣に看護大学ができきた場合の良い点・悪い点をイメージ！

近隣に大学病院ができた場合の良い点・悪い点をイメージ！

クロスSWOT		外部環境	
		機会	脅威
		機会 O1 近隣に看護大学の建設予定がある	脅威 T1 近隣に大学病院の建設予定がある
内部環境	強み	SO戦略（積極的戦略）	ST戦略（差別化戦略）
	強みS1 看護師育成教育が充実している 「強み」を何に活かせるかを考える	強化する⇒強み×機会（S1×O1） 「強み」を強化し，「機会」を最大限にとらえる S1 看護師育成教育をさらに充実させ × O1 近隣の看護大学の建設予定を機会としてとらえ，求人を行う	差別化する⇒強み×脅威（S1×T1） 「強み」を強化し，「脅威」を最小限にする S1 看護師育成教育をさらに充実させ × T1 近隣に大学病院が建設されたことによる看護師の流出に備える
	弱み	WO戦略（弱み克服策）	WT戦略（最悪事態回避策・撤退）
	弱みW1 新人の入職が少ない 何を転機にして「弱み」を克服するかを考える	チャンスをとらえる⇒弱み×機会（O1×W1） 「機会」を最大限に活かし，「弱み」を克服する O1 近隣に看護大学の建設予定があることを機会として最大限に活かし × W1 新人の入職が少ないことを克服する	ダメージを阻止する⇒弱み×脅威（W1×T1） 「弱み」を最小限にし，「脅威」に備える W1 新人の入職がこれ以上少なくならないようにして × T1 近隣に大学病院が建設されたことによる看護師の流出に備える

①「強み」「弱み」「機会」「脅威」を分析する

　まず，「強み」は何でしょうか。「看護師育成教育が充実していること」ですね。では，「弱み」は何でしょうか。「新人の入職者が少ないこと」ですね。次に，「機会」は？そうです。「近隣に看護大学ができること（新人看護師の入職の可能性？）」です。それでは「脅威」は？「近隣に大学病院ができること（看護師の流出の危険？）」ですね。ここまでは簡単にできたと思います。

②積極的戦略を考える：SO戦略（強み×機会）

積極的戦略とは何だったか覚えていますか。積極的戦略は，「強み」と「機会」を掛け合わせた戦略です。プラス面にプラス面を掛け合わせるのですから，最強の戦略と言えますね。「『強み』を強化し，『機会』を最大限にとらえる」と表現されます。

事例の場合は，「看護師育成教育をさらに充実させ」（「強み」を強化），「近隣の看護大学の建設を機会としてとらえ，求人を行う」（「機会」を最大限にとらえる）ということになります。この時の考え方のポイントは，近隣に看護大学ができた場合の良い点と悪い点を両方イメージすることです。「強み」を何に活かせるかと考えると分かりやすいでしょう。

③差別化戦略を考える：ST戦略（強み×脅威）

差別化戦略は，「強み」と「脅威」を掛け合わせた戦略です。プラス面にマイナス面を掛け合わせる差別化の戦略と言えます。「『強み』を強化し，『脅威』を最小限にする」と表現されます。

事例の場合は，「看護師育成教育をさらに充実させ」（「強み」を強化），「近隣に大学病院が建設されたことによる看護師の流出に備える」（「脅威」を最小限にする）となります。この時の考え方のポイントも，近隣に大学病院ができた場合の良い点と悪い点を両方イメージすることです。近隣に大学病院ができるという現象ではなく，その先に何が予測されるかのところまで読み取ると分かりやすいですね。

④弱み克服策を考える：WO戦略（弱み×機会）

弱み克服策は，「弱み」と「機会」を掛け合わせた戦略です。マイナス面にプラス面を掛け合わせる克服戦略と言えます。「『機会』を最大限に活かし，『弱み』を克服する」と表現されます。

事例の場合は，「近隣に看護大学の建設予定があることを『機会』として最大限に活かし」（「機会」を最大限に活かす），「新人の入職が少ないことを克服する」（「弱み」を克服する）となります。この時の考え方のポイントは，何を転機にして「弱み」を克服するかです。「機会」をいかにチャンスとしてとらえるかということになると思います。

⑤最悪事態回避策または撤退を考える：WT戦略（弱み×脅威）

最悪事態回避策または撤退は，「弱み」と「脅威」を掛け合わせた戦略です。マイナス面にマイナス面を掛け合わせて，被害を最小限に食い止める戦略と言えます。「『弱み』を最小限にし，『脅威』に備える」と表現されます。

事例の場合は，「新人の入職がこれ以上少なくならないようにして」（「弱み」を最小限にする），「近隣に大学病院が建設されたことによる看護師の流出に備える」（「脅

威」に備える）となります。この時の考え方のポイントは，いかにダメージを少なく
するかをイメージすると分かりやすいと思います。

　被害を最小に食い止めるため，場合によっては撤退や退去などの戦略も考えなけれ
ばなりません。事例の場合の撤退は，「新人の入職は少ないので，今後，新人入職は
あきらめ，中途採用のみに切り替える」などの戦略が考えられます。

＊　＊　＊　＊　＊

　いかがでしたか？　ここまできたら，かなり分かってきたのではないかと思います。
次は，さらに理解度を深めるため，ここまでの内容を要約して頭の整理をしましょう。

▶クロスSWOT分析の特徴とまとめ

　クロスSWOT分析では，前述したように内部環境に外部環境を掛け合わせ，戦略を
策定します。したがって，次の４つの戦略が出来上がります。

①強み×機会　　②強み×脅威　　③弱み×機会　　④弱み×脅威

　ここで，「強み」には「を強化し」，「弱み」には「を克服し」，「機会」には
「をとらえる」，「脅威」には「に備える」を加えてみましょう。

　そうすると，４つの戦略の内容が見えてきます。この４つの戦略の名称の意味がよ
く分かると思います（**表8－4**）。

①強み×機会⇒強みを強化し，機会をとらえる⇒積極的戦略
②強み×脅威⇒強みを強化し，脅威に備える⇒差別化戦略
③弱み×機会⇒弱みを克服し，機会をとらえる⇒弱み克服策
⑤弱み×脅威⇒弱みを克服し，脅威に備える⇒最悪事態回避策または撤退

①積極的戦略

　積極的戦略とは，機会（チャンス）をつかんで自組織の強みを活かしていくには何
をすればよいかを検討する戦略です。将来的な好機をビジネスチャンスに変えていく
力と言えます。

　例えば，近くに高齢者用の施設ができることは，病院にとっては絶好の患者獲得の

表8－4：クロスSWOT分析のまとめ

×かける	機会をとらえる	脅威に備える
強みを強化	積極的戦略 強みを強化し，機会をとらえる	差別化戦略 強みを強化し，脅威に備える
弱みを克服	弱み克服策 弱みを克服し，機会をとらえる	最悪事態回避策または撤退 弱みを克服し，脅威に備える

（縦軸）強さ　（横軸）積極性

機会となると思います。その機会を活かして，自組織の強みを強化するにはどうするかということです。また，病院に，呼吸器疾患に強いという強みがあるならば，高齢患者は肺炎など呼吸器疾患に罹患しやすいですので，施設と連携することにより，さらに強みを強化することになりますね。

②差別化戦略

差別化戦略とは，自組織の強みを活かして脅威に対抗する戦略です。

例えば，近隣に新しい介護施設ができるとすれば，介護職の流出は避けられないかもしれません。これは脅威と言えます。それに対して自組織に保育施設があることが強みであるならば，保育施設をさらに魅力あるものにして若い介護職をターゲットとすることにより，介護職の流出を克服することができるでしょう。強みを強化して脅威となるものに備えていく「備えあれば憂いなし」という戦略です。

③弱み克服策

弱み克服策とは，機会を取りこぼさないようにして自組織の弱点をカバーしながら機会が来るのを待つ戦略です。

例えば，回復期リハ病棟の自宅復帰率が低い場合，近い将来，近隣に福祉施設ができるのであれば，自宅に退院できない患者の後方ベッドとしてその施設を活用することが考えられます。機会をとらえて弱みを克服する戦略です。

④最悪事態回避策または撤退

自組織の弱点と将来的にやってくる脅威により，さらに状況が悪くならないように弱みを克服し脅威に備える戦略です。

例えば，自組織の看護師の離職率が他組織よりも高く，このままでは入院基本料を維持するのが難しい状態であったとしましょう。将来的にも少子高齢化は進行していますので，今後も看護師の確保は難しいと考えるならば，まずは離職率が高い状況を克服し，将来的な看護職困難時代に備えるという方策をとるというものです。

また，入院基本料を急性期一般入院料１から急性期一般入院料２〜６に変更するという対策も考えられます。これは，これ以上深入りすると大やけどなどの可能性がある時など，やむなく撤退するという意味合いがあります。この場合は，いったん撤退するけれど機会をうかがって復活する戦略を考えるということになると思います。

＊　＊　＊　＊　＊

さて，ここまできたら「SWOT分析／クロスSWOT分析は私に任せて！」というくらいに理解できていると思いますが，いかがですか？　ここで，もう１つの難関があります。

そもそも，私たちがこれらの分析法を活用する目的は，課題の明確化でした。つまり，優先度を考えて最重要課題に絞り込み，今自分がしなければならない戦略を決定するためです。

ここからは，この課題の明確化の最終段階「戦略テーマの決定」です。

最重要課題の決定

▶二次元展開法を活用した戦略の絞り込み

二次元展開法とは

SWOT分析とクロスSWOT分析を行うと，少なくとも4つの戦略が抽出されます。しかし，これらの戦略の中ですべて実施すべきなのか，あるいはどれかに絞り実施すればよいのか迷ってしまいます。たくさんの戦略を同時に行うことは不可能ですから，1つか2つに絞り込む必要があります。

優先順位をつけて絞り込むための手法として，二次元展開法があります。二次元展開法とは，緊急度と重要度の2軸を用いて高い順に優先度を決める手法です。ちょっと，物々しい名前で難しそうですが，至って簡単です。下から上の方向を緊急度，左から右の方向を重要度として，緊急性があり重要性もあるものを最重要課題（戦略）とします。

〈手順〉

①4つの戦略がミッション・ビジョン・経営理念などに整合しているかどうか確認する。整合性が合わない場合は再検討が必要になる。

②クロスSWOT分析で抽出した課題（戦略）の重要度を考え，重要度の低い順に，左から右に並べる（右にいくほど重要度が高くなる）。

③次はそれぞれの課題について緊急度を考え，低い順に下から上に並べ直す（上にいくほど緊急性が高くなる）。

④この結果，最も右上にある課題（戦略）が最重要課題となり，今回の戦略テーマとなる。

〈注意点〉

物事には緊急性はなくても重要であるというものがあります。つまり，今すぐしなくても大丈夫だけれど，近いうちにしなければ問題になるものです。

例えば，部署内の人間関係の調整などです。AさんとBさんは価値観の相違でぶつかり合っていて，今は冷戦状態だけど，そのうち，2人とも「やってられません！」と言って辞めてしまい，最悪大量離職を招くかもしれません。「近いうちに2人の言い分を聞かないと…」ということになります。大変俗っぽい話で申し訳ありませんが，このように，緊急でなくても重要なことってありますね。

緊急度が低い課題でも重要度が高いものは，早いうちに取り組む必要があることを認識しておいてください。逆に，「今晩の夕飯は何にするか」「今日は何を着ていくか」など，緊急度の高いものが必ずしも重要度の高いものでないこともあります。

実際例

　では，前出のクロスSWOT分析の例で考えてみましょう。前出のクロスSWOT分析では，次の4つの戦略が抽出されました。

①積極的戦略（S1×O1）：看護師育成教育をさらに充実させ，近隣の看護大学の建設予定を機会としてとらえ，求人を行う。

②差別化戦略（S1×T1）：看護師育成教育をさらに充実させ，近隣に大学病院が建設されたことによる看護師の流出に備える。

③弱み克服策（O1×W1）：近隣の看護大学の建設予定を機会として最大限に活かし，新人の入職が少ないことを克服する。

④最悪事態回避策（W1×T1）：新人の入職がこれ以上少なくならないようにして，近隣に大学病院が建設されたことによる看護師の流出に備える。

　まず，これらの戦略の重要度を考えます。

重要度1位：②差別化戦略（S1×T1）

　これ以上看護師が流出すると，離職率は全国平均より少し良いぐらいですので入院基本料の要件に問題が生じるかもしれません。

重要度2位：④最悪事態回避策（W1×T1）

　毎年，新人の入職は見込まれています（一定の割合で入ってくる）が，入職者がない上に，近隣の大学病院に看護師が流出するかもしれないと考えると，やはり重要です。

重要度3位：①積極的戦略（S1×O1）

　これは，自組織の強みを強化し，看護大学の建設予定という機会を逃さず積極的に雇用するというポジティブな戦略です。

重要度4位：③弱み克服策（O1×W1）

　近隣に看護大学が建設されるということをチャンスと考え，看護大学の卒業生が自院に就職する戦略が必要です。

　次に緊急度を考えましょう。

　緊急度という点から考えると，近隣に大学病院が建設されるということは，雇用条件次第で看護師の流出は免れません。ですから，緊急度1位は，②差別化戦略（S1×T1）となります。次に，新人の入職がこれ以上少なくなり，看護師が流出する恐れもあれば，さらに問題が悪化します。ですから，緊急度2位は④最悪事態回避策（W1×T1）となるでしょう。最終的には，**図8−4**のように重要度と緊急度がマッチした結果になります。

図8-4：二次元展開法のマトリックス

図8-4：二次元展開法のマトリックス

縦軸：緊急度（高い／低い）、横軸：重要度（低い／高い）

①積極的戦略（S1×O1）
看護師育成教育をさらに充実させ，近隣の看護大学の建設予定を機会としてとらえ，求人を行う
優先度3位

②差別化戦略（S1×T1）
看護師育成教育をさらに充実させ，近隣に大学病院が建設されたことによる看護師の流出に備える
優先度1位

③弱み克服策（O1×W1）
近隣の看護大学の建設予定を機会として最大限に活かし，新人の入職が少ないことを克服する
優先度4位

④最悪事態回避策（W1×T1）
新人の入職がこれ以上少なくならないようにして，近隣に大学病院が建設されたことによる看護師の流出に備える
優先度2位

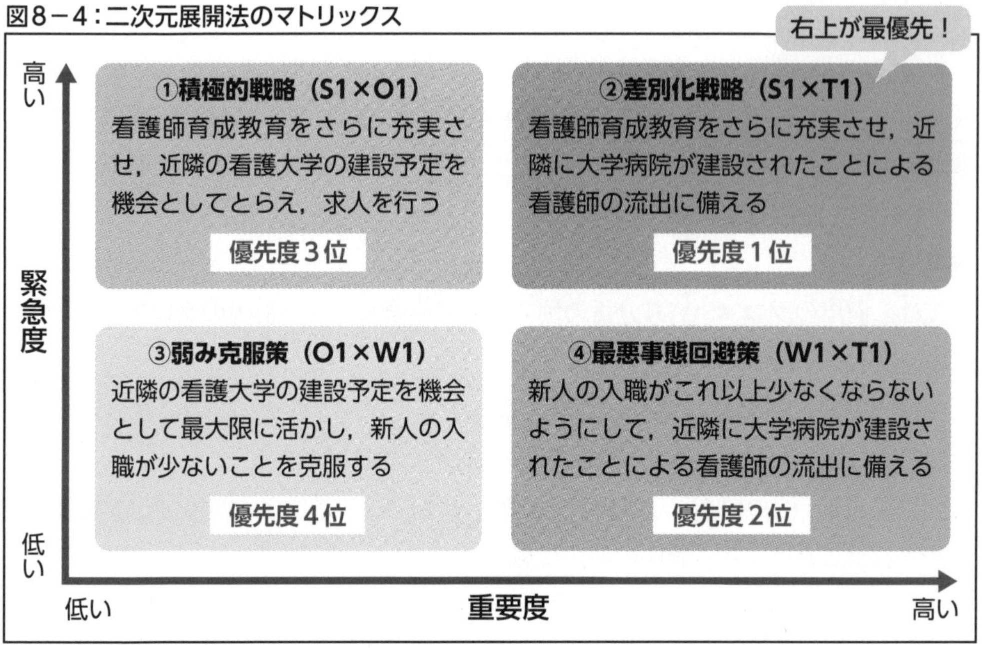

▶評価基準にウエイトをかけた絞り込み

　二次元展開法では緊急度と重要度で優先順位を決めましたが，これに拡大性，難易度を加えた4つの視点で評価し，さらに点数でウエイトをかけて決定する方法もあります。

評価基準

緊急性

　問題の大きさや難しさとは別に，すぐに対処・処理しなければ大変な問題に発展するかどうかを評価します。

　例えば，台風や水害など自然災害が予測され危険が迫っている場合などは，何を置いても「被害を出さないためにどのような方策が必要か，または被害を最小限にするにはどうするか」を早急に検討しなければなりません。このような緊急性を見ます。

重大性

　放置したり見過ごしたりすると，大きな問題に発展するかどうか，またそれを処理する手間やコスト，他への影響が大きいかどうかを評価します。

　例えば，院内感染対策にはあまり気にかけず，標準予防策の遵守を怠っていると，ある日突然MRSAや多剤耐性緑膿菌などの院内感染が発生し，死亡患者も出て，事態を修復するのに時間もコストも手間もかかってしまいます。

拡大性

　今は大した問題ではなくても放置すると，近い将来大きな問題になったり，新しい問題を引き起こしたりしそうな問題であるかどうかを評価します。

例えば，ある病棟に離職する看護師がいたとします。管理職に問題があったことが離職理由であった場合，管理職と相性が悪かったから離職するのだろうと特に事情を把握しないまま放置しておくと，病棟看護師が一斉に離職を申し出てくるなど，事態が伝播したり拡大したりして，収束不能になるかもしれません。

難易度

　この評価項目は前述の3つと少し違います。というのは，問題の解決は，やさしい問題から取り組んでいくという原則に基づいて評価するからです。

　解決困難な問題に取り組んでいるうちに，簡単に解決できるはずだった問題が手が付けられない大きな問題になってしまうかもしれません。テストの答案の仕方と同じです。難しい問題から着手して，やさしい問題に手を付ける前に，時間切れにならないようにするという考え方です。

ウエイトの付け方

　それぞれの評価項目（緊急性，重大性，拡大性，難易度など）について，評価が高いものから順に，例えば，5点・4点・3点・2点と点数をつけていきます。そして，さらにそれらの評価項目について「非常に当てはまる」ものには5点，「当てはまる」ものには3点，「当てはまらない」ものには1点というように，ウエイトをつけます。

　このようにしてできたそれぞれの点数を掛け合わせ，点数の最も高いものを戦略テーマとします。

例）

- ・緊急性（A）は非常に当てはまる（5点）　　5×5＝25点
- ・重大性（B）当てはまる（3点）　　　　　4×3＝12点
- ・拡大性（C）はなし（1点）　　　　　　　3×1＝3点
- ・難易度なし（1点）　　　　　　　　　　　2×1＝2点

合計＝緊急性25点＋重大性12点＋拡大性3点＋難易度2点＝42点

　なお，評価基準として，実行可能性（法律・倫理・経済性），達成可能性，副産物（他への影響やリスク）などを必要に応じて加えるとよいでしょう。

演習3　回復期リハ病棟の師長の立場で分析してみよう！

　A病院は，経営母体は医療法人であり，経営理念は「地域に密着した信頼される医療を提供しよう」，看護部目標は「患者が満足できる安心・信頼される看護を提供する」である。A病院は激戦区にあるが，駅から近く立地条件が良いため，紹介患者には困らない状況であり，満床状態である。

　診療報酬改定で回復期リハビリテーション病棟入院料1（以下，回復期リハ1）には「重症者」の割合およびリハビリテーション実績指数などの高いハードルが掲げられ，輸液持続中の重症患者など医療依存度の高い患者も受けるようになったため，スタッフが疲弊してしまい，退職を考える看護師が後を絶たない。

　スタッフの平均年齢は子育てを終えた40〜50代であり，余裕のあるケアを行いたい看護師が多い一方，医療行為に自信が持てない看護師も多い。

　このままでは大量離職の可能性もあり，回復期リハの要件である人員数を満たせない恐れがある。回復期リハ1が取得できなくなれば，収益へのダメージは避けられない。

　最近，近隣に大学病院が建設予定されるである。また，近年は少子高齢化が加速していることもあり，さらに看護師確保が難しくなりそうである。

●SWOT分析

<table>
<tr><th colspan="2">S：強み</th><th colspan="2">W：弱み</th></tr>
<tr><td rowspan="6" style="writing-mode:vertical-rl">内部環境</td><td>
S 1　駅から近く立地条件が良い。
S 2　＿＿＿＿＿＿＿＿＿＿＿＿＿
S 3　＿＿＿＿＿＿＿＿＿＿＿＿＿
S 4　＿＿＿＿＿＿＿＿＿＿＿＿＿
S 5　＿＿＿＿＿＿＿＿＿＿＿＿＿
S 6　＿＿＿＿＿＿＿＿＿＿＿＿＿
</td><td colspan="2">
W 1　＿＿＿＿＿＿＿＿＿＿＿＿＿
W 2　＿＿＿＿＿＿＿＿＿＿＿＿＿
W 3　＿＿＿＿＿＿＿＿＿＿＿＿＿
W 4　＿＿＿＿＿＿＿＿＿＿＿＿＿
W 5　＿＿＿＿＿＿＿＿＿＿＿＿＿
</td></tr>
<tr><th colspan="2">O：機会</th><th colspan="2">T：脅威</th></tr>
<tr><td rowspan="1" style="writing-mode:vertical-rl">外部環境</td><td>
O 1　近くに大学病院建設予定である。
</td><td colspan="2">
T 1　少子高齢化により，さらに労働力を確保できなくなることが予想される。
</td></tr>
</table>

1）誰の立ち位置からの問題か？⇒回復期リハビリテーション病棟師長

2）病院の理念は？⇒「地域に密着した信頼される医療を提供しよう」

3）看護部の目標は？⇒「患者が満足できる安心・信頼される看護を提供する」

4）環境はどのように変化したか？⇒診療報酬改定に伴って，回復期リハ1には「重症者」の割合およびリハビリテーション実績指数などの高いハードルが掲げられたため，医療依存度の高い重症患者も受け入れるようになった。

5）環境変化の結果，発生した不具合は？⇒医療依存度の高い重症患者のケアに不慣れな看護師が疲弊し，退職を考える看護師が続々と出てきた。

6）今後想定される状況は？⇒看護師が大量に退職すると，回復期リハ1の看護師数の要件を満たすことができなくなる。

7）師長の使命は？⇒回復期リハ1を継続できるように，社会資源を調整して，病棟が円滑に機能できるようにする。

8）師長にとっての課題は？⇒医療依存度等の高い重症患者も受け入れられる仕組みを構築すること。

9）この病院の強みは？⇒3つの視点で分類

[内部顧客（職員）] 平均年齢は子育てを終えた40～50代（安定しており，中堅ナースである）／余裕のあるケアを行いたい看護師が多い（落ち着いたケアができる）／40～50代の看護師が多い（中堅なので看護実践能力はある程度高い）

[外部顧客（患者）] 紹介患者に困らない／満床状態である

[環境] 駅から近く，立地条件が良い

10）この病院の弱みは？⇒3つの視点で分類

[内部顧客（職員）] 医療行為に自信が持てない／スタッフが疲弊している／退職を考える看護師が続出している／余裕のあるケアを行いたい看護師が多い（急性期医療の忙しさを敬遠している）／40～50代の看護師が多い（年齢的に体力が落ちてきている）／看護師が大量に退職すると，回復期リハ1の要件を満たせなくなるかもしれない

[外部顧客（患者）] 医療依存度の高い患者を受けるようになった

[環境] 激戦区のエリアである

11）この病院の機会は？⇒近隣に大学病院が建設される予定である。

12）この病院の脅威は？⇒今後，さらに少子高齢化が進む（さらに看護師不足が悪化する可能性がある）／激戦区なのでさらに患者獲得の競争が激しくなる。

＊　＊　＊　＊　＊

　次はクロスSWOT分析です。まず，空欄に記入してみましょう。

●クロスSWOT分析

	外部環境	
クロス SWOT	**機会**	**脅威**
	機会 O1 近くに大学病院の建設予定がある。	脅威 T1 少子高齢化により，さらに労働力を確保できなくなることが予想される。 T2 激戦区なので，さらに患者獲得競争が増す可能性がある。
強み	**SO戦略** （積極的戦略）	**ST戦略** （差別化戦略）
強み S1 駅から近く立地条件が良い。 S2 余裕のあるケアをしたい看護師が多い。 S3 子育てを終わった40〜50代が多い。 S4 満床である。	強み×機会 （S1×O1）	強み×脅威（S1×T1）
弱み	**WO戦略** （弱み克服策）	**WT戦略** （最悪事態回避策・撤退）
弱み W1 看護師が重症患者のケアに不慣れである。 W2 スタッフが疲弊している。 W3 余裕のあるケアをしたい看護師が多い。 W4 子育てを終わった40〜50代が多い。 W5 退職を考えている看護師が続出している。 W6 医療行為に自信がない看護師が多い。 W7 回復期リハ1の要件を満たせなくなるかもしれない（大量離職→入院基本料維持不能）。	弱み×機会 （W1×O1）	弱み×脅威（W2×T1） スタッフが疲弊しているので，回復期リハ2以下に落とし，今後の少子高齢化によりさらにマンパワーが低下することに備える。

〈記入例はP.268〉

1）積極的戦略は？⇒〈積極的戦略は，強み×機会で最強の戦略である〉

　　強み（駅から近い立地条件）を活かし，体力のある若年層の求人を獲得（平均
年齢が40 ～50代のため体力的に疲弊しているため）し，将来的な大学病院建設
による患者増加に備える（将来，患者が増加することを見込んで，さらに立地条
件の強みを活かして人材を確保し重症患者ケアに強い看護師を雇用する）。

2）差別化戦略は？⇒〈差別化戦略は，強み×脅威の戦略である〉

　　強みである駅から近いという立地条件を活かして求人を行い，今後も続く少子
高齢化の影響で看護師獲得が困難になる状況を予測し，回復期リハ病棟の増員を
図り，マンパワーを増大させる。

3）弱み克服策は？⇒〈弱み克服策は，弱み×機会の戦略である〉

　　40 ～50代の看護師も，かつては急性期看護を経験しているのだが，長年回復
期リハ病棟にいるため看護実践能力がさびついていることに対して看護師が重症
ケアに自信がないという言動が見られる。研修などを通して再教育し，看護実践
能力の向上を図る。そして，建設予定の大学病院からの患者の受け皿となった時
の増患に備える。

4）最悪事態回避策（または撤退）は？⇒〈最悪事態回避策は，弱み×脅威の戦略で
ある〉

　　40 ～50代の看護師が多く，体力的にも自信がなく疲弊している。このままで
は，大量離職も考えられる危機的状況となっているので，まず回復期リハ1を回
復期リハ2以下に変更し，医療依存度の低い患者を受け入れることにする。さら
に，今後も続く少子高齢化により，看護師が不足する事態に備える（いったんは
撤退するが，時期を見ながら回復期リハ1に再挑戦する）。

B急性期病院の経営理念は「誠心誠意，心のこもった医療を提供しよう」，看護部目標は「患者の立場に立った看護を提供する」である。急性期一般入院料1を取得している。

しかし，診療報酬改定により重症度，医療・看護必要度のA項目が変更され，今まで受け入れていなかった重症患者も受け入れるようになった。そのため，重症度，医療・看護必要度はクリアできたものの，重症患者が増え，治療がスムーズにいかなくなってしまった。その結果，退院できない患者が増加し，退院支援がうまくいかない状態が発生している。また，MSWは経験が少ないことも退院支援が円滑に進まない原因となっている。このままでは，平均在院日数が長くなり，急性期一般入院料2以下に変更しなければならない。

地域にはケアミックスの病院や施設があるが，交流はない。

病棟の職員は退院支援にはあまり関心を持っていない。平均年齢は低く，中堅層が少ない。毎年，退職者数と同程度の入職者があるが，定着せず新人が辞める傾向にある。毎年の離職率は30％である。託児所を併設していることもあり，非常勤看護師は子育て中の母親が多い。地域の高齢化率は全国的に高い。また，近くに老健施設が建設される予定である。

●SWOT分析

	S：強み	W：弱み
内部環境	S1 平均年齢が低い。 S2 託児所を併設している。 S3 ＿＿＿＿＿＿＿＿＿＿ S4 ＿＿＿＿＿＿＿＿＿＿ S5 ＿＿＿＿＿＿＿＿＿＿ S6 ＿＿＿＿＿＿＿＿＿＿	W1 重症患者が増え，退院支援がうまくいっていない。 W2 平均在院日数がクリアできなくなる。 W3 ＿＿＿＿＿＿＿＿＿＿ W4 ＿＿＿＿＿＿＿＿＿＿ W5 ＿＿＿＿＿＿＿＿＿＿
	O：機会	T：脅威
外部環境	O1 近くに老健施設の建設予定がある。	T1 少子高齢化により，さらに労働力を確保できなくなることが予想される。

〈記入例はP.269〉

1）誰の立ち位置からの問題か？⇒師長

2）病院の理念は？⇒「誠心誠意，心のこもった医療を提供しよう」

3）看護部の目標は？⇒「患者の立場に立った看護を提供する」

4）環境はどのように変化したか？⇒診療報酬改定により重症度，医療・看護必要度のＡ項目が変更されたため，重症度，医療・看護必要度をクリアできるように重症患者の受け入れが始まった。

5）環境変化の結果，発生した不具合は？⇒重症患者がなかなか退院できず，退院支援が円滑にいっていない。

6）今後想定される状況は？⇒このままでは平均在院日数がクリアできず，急性期一般入院料２以下に変更しなければならなくなる。そうなると，病院の収益が落ち，病院の存続さえも危うくなる。

7）師長の使命は？⇒平均在院日数をクリアして，急性期一般入院料１を継続できるようにベッドコントロールを調整しなければならない。

8）師長にとっての課題は？⇒重症患者に対応でき，退院支援が円滑にいく仕組みを構築すること。

9）この病院の強みは？⇒３つの視点から分類
［内部顧客（職員）］平均年齢が低い
［外部顧客（患者）］急性期一般入院料１を取得している
［環境］託児所を併設している

10）この病院の弱みは？⇒３つの視点から分類
［内部顧客（職員）］若年者である／退院支援に興味を持っていない／毎年の離職率は30％である／入職者が定着しない／新人が辞める傾向にある／非常勤看護師は子育て中の母親が多い（急きょ休むことがある）／MSWは経験が少なく退院支援が円滑にできていない
［外部顧客（患者）］重症患者が増えている／退院支援がうまくいっていない／平均在院日数がクリアできないと，急性期一般入院料２以下に変更しなければならない
［環境］近隣にケアミックスの病院や施設があるが，交流はない

11）この病院の機会は？⇒近隣に老健施設の建設予定があるため，患者の増加が予想される。老健施設を後方ベッドとして退院を促進できる。

12）この病院の脅威は？⇒この地域は高齢化率が高いので，労働力の確保が難しくなる。

＊　＊　＊　＊　＊

次にクロスSWOT分析です。まず，空欄に記入してみましょう。

●クロスSWOTマトリックス事例Ⅱ

クロス SWOT		外部環境	
		機会	脅威
		機会 O1 近隣に老健 　　施設の建設 　　予定がある。	脅威 T1 少子高齢化により， 　　さらに労働力を確保 　　できなくなることが 　　予想される。
	強み	**SO戦略** （積極的戦略）	**ST戦略** （差別化戦略）
	強み S1 平均年齢が低い。 S2 託児所を併設している。 S3 急性期一般入院料1を取得し 　　ている。 S4 子育て中の非常勤職員が多い。	強み×機会 （S1×O1）	強み×脅威（S2×T1）
内部環境	**弱み**	**WO戦略** （弱み克服策）	**WT戦略** （最悪事態回避策・撤退）
	弱み W1 重症患者が増え，退院支援が 　　うまくいっていない。 W2 平均在院日数がクリアできな 　　くなる。 W3 スタッフは退院支援に関心が 　　ない。 W4 近隣の病院や施設との連携は 　　ない。 W5 中堅看護師が少ない。 W6 離職者が多く，定着しない。	弱み×機会 （W2×O1）	弱み×脅威（W2×T1）

〈記入例はP.269〉

1）積極的戦略は？⇒〈積極的戦略は，強み×機会で最強の戦略である〉

　　平均年齢が低いので，対応力には柔軟性があると想定できる。その強みを活か
し，退院支援に関する教育を行うことにより，退院支援を円滑にできる看護師を
育成すると共に，将来的な老健施設の建設を好機にし，連携を強化してさらなる
増患を図る。

2）差別化戦略は？⇒〈差別化戦略は，強み×脅威である〉

　　託児所があり，子どものいる看護師を支援できるという強みを活かし，子ども
のいる看護師にアピールすると共に，今後，さらに高齢化が進む地域であること
から看護師不足がますます激化するという脅威を予測して求人を行う。

3）弱み克服策は？⇒〈弱み克服策は，弱み×機会である〉

　　急性期一般入院料1取得の要件である平均在院日数がクリアできないという弱
みを，将来老健施設ができるという機会を好機とし，後方ベッドとして活用する
ことにより平均在院日数を短縮する。

4）最悪事態回避策（または撤退）は⇒〈最悪事態回避策は，弱み×脅威である〉

　　（重症患者を受け入れたことで）平均在院日数が延長しているという弱みに対
し，重症患者の受け入れを制限することで打開し，さらに高齢化の進行により看
護師が離職して，急性期一般入院料1の取得要件である要員数もクリアできない
事態になるという脅威を回避する。

● **アクションプランシート**

アクションプランシートⅠ（現状把握）　　　氏名

現在の職場の概要および職務内容

これまでの職務経歴

これまでの取得した資格および業績

これまでの経歴の中で印象に残っている出来事

目指したい職業人としてのイメージ
①できることは何か（強み・能力）
②やりたいことは何か（欲求・動機）
③意味を感じることは何か（志・価値観）

〈記入例はP.270〉

●キャリアSWOT分析

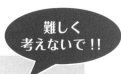
難しく
考えないで！！

◆キャリアSWOT分析の書き方

1）現在の自分の強みと思うもの，能力や資格や行動特性の長所などを書いてください。

2）現在の自分の弱み，知識や技術，行動特性の弱点を書いてください。

3）将来的なチャンスについて書いてください。

4）将来悪くなるようなことがあれば書いてください。

	S：強み	W：弱み
内部環境	自分の持っている強みは？ （能力，スキル，行動傾向）	自分の持っている弱みは？ （持っていない能力，スキル，行動傾向）
	O：機会	T：脅威
外部環境	キャリアアップするための好機は？	キャリアアップにダメージを与えそうなことは？

〈記入例はP.270〉

●キャリア戦略クロスSWOT分析

◆キャリア戦略クロスSWOT分析の書き方
1）自分の強みを強化する作戦を考えてください。
2）自分の弱みを克服する作戦を考えてください。
3）自分の脅威に備える作戦を考えてください。
4）自分にダメージを与える脅威を乗り越える作戦を考えてください。

クロス SWOT	外部環境	
	機会	脅威
	機会 O1 O2	脅威 T1 T2

内部環境	強み	SO戦略 （積極的戦略）	ST戦略 （差別化戦略）
	強み S1 S2 S3 S4	強み×機会 （自分の強みを強化する）	強み×脅威 （自分の脅威に備える）
	弱み	WO戦略 （弱み克服策）	WT戦略 （最悪事態回避策・撤退）
	弱み W1 W2 W3 W4 W5	弱み×機会 （自分の弱みを克服する）	弱み×脅威 （自分にダメージを与える脅威を乗り越える）

〈記入例はP.271〉

●キャリアアクションプランシート

◆キャリアアクションプランシートの活用の仕方

1）長期目標を決めましょう。将来どのようになっているかのイメージで考えてください。

2）短期目標を決めましょう。そのためには何をいつまでにどのレベルまでするかを決めましょう。また，何をもって達成できたとするのか評価基準を決めましょう。

3）短期目標実施にあたり，重要で緊急なことを整理しましょう。

4）実際のキャリア戦略のアクションプランを立ててみましょう。

5）最後に自分のキャリアメッセージを書きましょう。

キャリアアクションプランシート

長期目標
＊将来的には〜のようになっている

短期目標（1年を目途に）	
＊そのためには（何を，どのレベルまで，いつまでに） 1）何を 2）どのレベルまで 3）いつまでに	評価基準

タイムマネジメント整理表（時間管理）	
重要で緊急	重要だが緊急でない
緊急だが重要でない	重要でも緊急でもない

アクションプラン
　　年

	何をどのように・スケジュール	留意点
4月		
5月		
6月		
7月		
8月		
9月		
10月		
11月		
12月		
1月		
2月		
3月		
キャリアメッセージ（今の自分・これからの自分へのメッセージ）		

〈記入例はP.271〉

第 9 章

バランスト・スコアカード
(BSC)

学習の要点

バランスト・スコアカードは，キャプラン氏とノートン氏によって考案された戦略手法で，「学習と成長の視点」「業務プロセスの視点」「顧客の視点」「財務の視点」の4つの視点から成っています。

この4つの戦略目標を達成するための鍵が，「重要成功要因 (CSF)」「重要業績評価指標 (KPI)」「数値目標」「アクションプラン」です。

ここでは，これらの仕組みの理解を深めていきましょう。

バランスト・スコアカードとは

　バランスト・スコアカード（BSC）とは，一言で言うと**戦略を実施するための管理手法**です。日本においては，すでに2001年頃から，BSCを使っている企業もありましたが，医療界ではまだ聞き慣れない言葉でした。しかし，最近はかなり普及し，多くの病院がこの手法を取り入れています。私の教えている受講生が勤務する病院でも，半数くらいは取り入れているようです。

　この手法は，1992年にハーバードビジネススクールのロバート・S・キャプラン教授とコンサルタント会社社長のデビット・P・ノートン氏によって開発されました。雑誌『ハーバード・ビジネス・レビュー』に業績評価のシステムとして掲載されるや，新しい戦略の考え方として注目を浴び，世界中に広がるきっかけとなりました。

　従来，組織の価値の評価は「収益を中心とした財務指標」に重きが置かれていましたが，財務指標を示す時点ではすでに事業が終了しており，「事後評価」になっていました。また，組織の成果を出すためには，財務指標だけではなく「人材育成」や「研究開発」や「顧客のニーズ」などさまざまな視点がかかわっているのではないかという反省もありました。これらを総合的に見る指標として開発されたのが，このBSCだったのです。

　BSCが優れているのは，**戦略を可視化**できるという点です。その意味において，**戦略マネジメントツール**とも呼ばれているようです。組織においては，戦略をどのように実践するかが成功の鍵を握ると言っても過言ではありません。

　特に私たちを取り巻く環境は，診療報酬改定，介護報酬改定，地域医療計画の見直しなど激しいスピードで変化しています。このような時代に重要なことは，速やかにトップからスタッフに戦略を伝達することと，スタッフからの情報を速やかにトップに伝達することです。BSCを使うことにより，この双方が可能となり組織が同じベクトルを向くことができるのです。

バランスト・スコアカードの変遷と進化

　私がBSCのことを知ったのは，MBAで学んでいた時です。当時はBSCが認知されはじめたころで，ハーバード大学で学んだ教授がとても素晴らしい財務指標だと教えてくださいました。ですから，当時の私は，BSCを財務会計領域の指標と認識していました。しかし，現在はBSCを財務指標と認識している人はほとんどいらっしゃらないと思います。これには，理由があるようです。

　BSC開発者キャプラン教授は，当初業績評価システムとしてBSCを開発しましたが，実際には総合的にマネジメントツールとして使っていることに気づき，これが４つの視点の整理につながりました。そして，この４つの視点が互いに因果関係を持ち，学

図9-1：BSCの成り立ちとプロセス

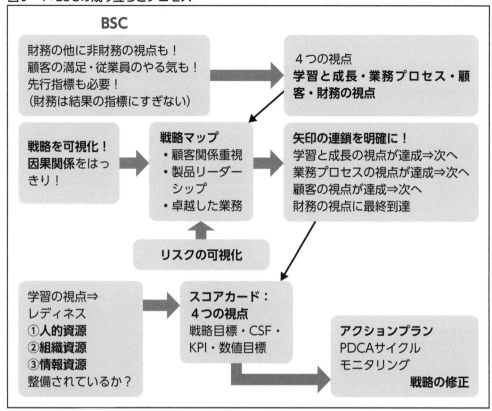

習と成長の視点が達成されれば，業務プロセスの視点に至り，業務プロセスの視点が達成されれば顧客の視点が達成され，顧客の視点が達成されれば財務の視点が達成されるというように，戦略マップ（P.156参照）の中で4つの視点の因果関係が明確になったのです。

　そして，4つの戦略目標を達成するために，重要成功要因（CSF）や重要業績評価指標（KPI）などを設定し，これを戦略スコアカードとしました。この戦略スコアカードにより戦略を可視化することになり，これが戦略を全職員に周知させる仕組みとして機能することになったと言えます（**図9-1**）。

バランスト・スコアカードの特徴

　私たちが戦略を実行する時の留意点は，次の5つです。

①全職員が同じベクトルを向き，ビジョンに沿って戦略の必要性を認識し，理解すること。

②自分の役割や使命を認識すること。

③経営資源としてのヒト・モノ・カネなどの資源配分が的確に行われること。

④戦略を実施したら，PDCAサイクルでモニタリングすること。

⑤必要に応じて戦略を軌道修正すること。

全職員が一丸となって戦略に取り組むには，総合的に戦略を可視化する必要があります。BSCの特徴は，**学習と成長の視点**（医療・福祉施設の持つ技術やナレッジ→アイデアノウハウや職員の意識・実践能力），**業務プロセスの視点**（医療の質，医療の生産性や業務内容に関する視点），**顧客の視点**（患者や利用者，家族），財務の視点の４つの視点で評価を行うことですから，組織の持っている可視化されている形式知的資産や医療・看護技術などの可視化されていない**暗黙知的資産**，あるいは**将来的布石としての研究技術開発および人材開発**をも勘案したトータルな評価ができます。

　この４つの視点の因果関係を戦略マップに示すことで，到達としての戦略目標である財務の視点，具体的には医業収益やベッド利用率などを上げるための方法が明確になってきます。

バランスト・スコアカードの構成要素：4つの視点

▶学習と成長の視点

　組織をあるべき姿にするために，私たちは学習し，改善・変革しなければなりません。この「学習と成長の視点」とは，言い換えれば**「職員の能力をいかに開発し，または組織風土を改善し，行動に移せるかの視点」**です。レディネス段階，つまり次の業務プロセスの仕組み・仕掛け・システムづくりに対し，ヒト・組織・情報などが整備されているかという視点で考えるとよいでしょう。

　このように説明すると，学習と成長の視点が達成できれば業務プロセスの視点が達成できると考えがちですが，学習と成長の視点が必ずしも起点であるとは言えません。つまり，学習と成長の段階から，単に救急の知識と技術を習得させるのでなく，次の段階の業務プロセスの視点を達成することを前提に救急のシステムを構築することによって，救急の知識・技術を習得させるというものです。

　このように，**学習と成長の視点は業務プロセスの視点の前段階，つまりレディネスであると考える**と，４つの視点の縦の因果関係がより分かりやすくなります。

学習の
まとめ

学習と成長の視点⇒ヒト，組織，情報のレディネス：人的資源開発，組織行動，情報戦略

知識，技術，情報，コンピテンシー，組織風土，人材育成，リーダーシップ，チームワーク，連携ネットワーク，IT活用

▶業務プロセスの視点

　組織目標（戦略）を達成させるために，効果的な仕組みをつくり仕掛けをする，創意工夫をしたりアイデア・方法論を考え出したりするところです。

　目指した実践プロセスから顧客満足が得られるかという視点で，委員会活動や質の向上や安全の保障，現場の連携，人員整備や採用計画など，日々の業務プロセスを成果としてとらえます。

> **業務プロセスの視点⇒仕組み，仕掛け，システム：業務改善，イノベーション，顧客管理**
>
> 医療の質改善，顧客満足の仕組み，人事管理，在庫管理，安全管理，感染防止，労務管理，ワークライフバランスの仕組み，各種委員会活動，プロジェクト

▶顧客の視点

　組織のあるべき姿を達成するために，顧客に提示しなければならないものを考える視点です。

　顧客には，内部顧客と外部顧客があります。

　内部顧客とは職員，従業員，スタッフのことで，外部顧客とは患者または利用者とその家族，地域住民，連携施設，出入り業者など医療施設や福祉施設を取り巻く人々のことを指します。患者だけでなく，病院利用者の期待感や価値観からとらえた視点で顧客満足度，顧客の利便性，ブランド訴求，評判などに関する成果を可視化していくもので，さらに職員満足度も入ります。

> **顧客の視点⇒顧客の期待と満足：内部顧客，外部顧客重視**
>
> 顧客満足度，職員満足度，看護・介護・医療の質，機能，時間，サービス，価格，利便性，ブランド力

▶財務の視点

　組織のあるべき姿を達成し，組織が存続するため必要な成果と成功するための戦略を考える視点です。病院経営においては，病院の経済成果を高める視点として，増収入，増患，経費削減などに関して成果を出すことが必要です。

企業が事業を成功させるためには，優れたビジネスモデルをつくり上げることが重要だと言われています。ビジネスモデルとは，「儲かる仕組み」ということですが，医療においては「医療の質を向上させる仕組み」と置き換えて考えてもよいでしょう。

これら4つの視点はどれも重要ですが，最終的に成果を上げるためには，業務プロセスの視点が起爆剤になるのではないかと考えています。つまり，「仕組みや仕掛け」が重要だということです（**表9-1**）。

表9-1：BSCの4つの視点の解釈

視点	内容・イメージ	キーワード	項目
財務	成功するためには，戦略がどう実行されなければならないか？	アウトカム，最終成果⇒収益性向上，生産性向上	医業収益，医業利益，病床利用率，外来単価，入院単価，平均在院日数，救急件数，紹介件数，材料費，医薬品費，経費
顧客	組織のあるべき姿を達成するためには，顧客に何を提示しなければならないか？	顧客の期待と満足⇒内部顧客・外部顧客重視	顧客満足度，職員満足度，看護・介護・医療の質，機能，時間，サービス，価格，利便性，ブランド力
業務プロセス	組織目標達成のためには，効果的な仕組みやシステム・仕掛けがあるか？	仕組み，仕掛け，システム⇒業務改善，イノベーション，顧客管理	医療の質改善，顧客満足の仕組み，人事管理，在庫管理，安全管理，感染防止，労務管理，ワークライフバランスの仕組み，各種委員会活動，プロジェクト
学習と成長	組織のあるべき姿を達成するためには，どのように学習し，改善しなければならないか？	ヒト，組織，情報のレディネス⇒人的資源開発，組織行動，情報戦略	知識，技術，情報，コンピテンシー，組織風土，人材育成，リーダーシップ，チームワーク，連携ネットワーク，IT活用

財務	顧客	業務プロセス	学習と成長
最終成果 経済効果 恩恵	顧客に何を？	いかにして？⇒仕組み・段取り・方法	その方法の準備は？
Outcome	What	How	レディネス

バランスト・スコアカード構築の手順

①現状分析

SWOT分析を用いて外部環境・内部環境を把握したら，クロスSWOT分析で課題を明確化し，4つの戦略を策定します。

②ミッション，ビジョン，経営理念の確認

①で策定した4つの戦略をミッション，ビジョン，経営理念と照合し，整合性が取れていることを確認します。整合性が取れていない場合は，戦略の見直しが必要です。

③最重要課題（戦略）の絞り込み

二次元展開法（P.132参照）などの方法を使って4つの戦略の中から最も重要な戦略（最重要課題）を絞り込み，その他の課題についても優先度を決めておきます。

④戦略マップの作成（P.156参照）

③の最重要課題を基に戦略テーマを考え，その戦略テーマに則って，4つの視点から戦略目標を考えます。そして，因果関係を考えながら戦略マップを作成し，戦略の可視化を行います。これは，何を目標にしてどのように進んでいくのかのストーリーが周知できるようにすることを目的にしています。そして，戦略目標に因果関係の矢印を付けます。因果関係は，学習と成長の視点が達成できると業務プロセスの視点が達成でき，業務プロセスの視点が達成できると顧客の視点が達成でき，顧客の視点が達成できると財務の視点が達成できるというように関係性に十分注意を払います。矢印は，原則下から上に結びます。

戦略テーマとは，戦略の中で重要な核となる戦略のことです。キャプランとノートンは，前述したように戦略テーマには主に4つがあると述べています。1つ目は生産性を高める戦略である「業務の卓越性」，2つ目は顧客のニーズをいかに充たすかの「顧客関連」，3つ目は，開拓・開発・創造としての「イノベーション」，4つ目は地域への社会貢献などの「社会的責任」です。この4つのカテゴリーの中でどれに当てはまるかを考えると理解がしやすくなります。

この時，ビジョンとの整合性を考え，顧客の視点は，さらに内部顧客と外部顧客に分けます。

⑤スコアカードへの転記

戦略マップと整合性が取れるように，スコアカード（P.158参照）に4つの戦略目標を記載（戦略マップの戦略目標をスコアカードに転記）します。

⑥重要成功要因（CSF）の策定（P.159参照）

4つの戦略目標ごとに重要成功要因（CSF）を策定します。

⑦重要業績評価指標（KPI）の作成（P.160参照）

戦略目標・重要成功要因（CSF）が達成しているかどうかを測定するための物差し

である重要業績評価指標（KPI）を作成します。KPIが計測可能な基準（物差し）となるように，SMART（P.161参照）を用いるとよいでしょう。

⑧数値目標の設定（P.161参照）

KPIごとに数値目標を設定します。

⑨アクションプランの策定（P.162参照）

数値目標を達成するためのアクションプランを検討します。アクションプランは6W3H1Gで作成しましょう。

戦略マップ

▶戦略マップの目的と利点

戦略マップは，BSCの４つの視点（財務の視点，顧客の視点，業務プロセスの視点，学習と成長の視点）の各戦略目標について関係性を図示したものです（**図９−２**）。各階層上に４つの視点を置き，各視点の戦略目標に対して関係のあるものや影響するものを矢印で結んでいきます。こうして４つの視点の戦略目標間の**因果関係を可視化**することにより，全体として**整合性のある戦略を構築**することができます。

BSCのフレームワークとしての戦略は，課題を解決または達成するための仮説と言えます。戦略マップは，１枚の紙にまとめて可視化しやすくしたもので，**戦略の全体像を把握する**ことができ，戦略策定に有効です。

また，一般のスタッフにとっては，**自組織の方向性**が明らかにされることによって**自分の役割やポジション**が明確になり，理解しやすいという利点があります。したがって，職員の**組織へのコミットメント**を促し，**意思統一を図る**ものとして，職員の**意欲向上**にも役立ちます。

図９−２：戦略マップのイメージ

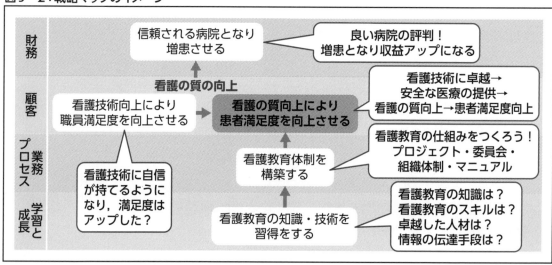

▶財務の視点・顧客の視点・業務プロセスの視点・学習と
成長の視点との関係

　財務の視点・顧客の視点・業務プロセスの視点・学習と成長の視点との関係は，上から下への連鎖と下から上への連鎖と双方向に因果関係があると言われています。

上から下への連鎖

　財務の視点を達成するためには顧客の視点が必要であり，顧客の視点を達成するためには業務プロセスの視点が必要であり，業務プロセスの視点を達成するためには学習と成長の視点が必要となります。

下から上への連鎖

　学習と成長の視点を達成するためには業務プロセスの視点が必要であり，業務プロセスの視点を達成するためには顧客の視点が必要であり，顧客の視点を達成するためには財務の視点が必要となります。

▶戦略マップの考え方

　では，事例に沿って具体的に考えてみましょう。

> **事例**
>
> 　A病院は，患者や家族からの苦情が頻繁にあり，地域ではあまり評判が良くない。そのせいか患者も減少傾向にあり，このままでは病院の存続が危うい状態である。B師長は，看護の質を向上させなければならないと考え，看護の教育体制を構築することにした。

　この事例の場合，あるべき姿は「看護の質が向上し，満足される看護が提供されている状態」です。戦略マップで順に戦略を可視化していきましょう。

　戦略マップを作成する時の注意点は，まず頭の中にあるものを整理し，組み立てていくという作業が必要です。また，戦略マップは因果関係が重要ですが，学習と成長の視点から順に考えても，戦略の可視化は，なかなかできません。なぜなら，学習と成長の視点はレディネス，つまり準備だからです。業務プロセスで行う仕組みづくりの準備が学習と成長の視点であると考えると分かりやすくなります。

　ですから，まず「何をしなければならないか」を考えます。ここでは「看護の質の向上」（顧客の視点）です。そしてそのための方法は，「看護教育体制を構築する」（業務プロセスの視点）ですね。そのための準備として，「看護教育の知識・技術・情報・人材が必要」（学習と成長の視点）となります。

どうですか？　イメージできるようになりましたか？

ここで，因果関係の連鎖を整理しておきましょう。

①学習と成長の視点の戦略目標は「**看護教育の知識・技術を習得する**」となる。

②学習と成長の戦略目標を達成することにより，**業務プロセスの視点の戦略目標**「**看護教育体制を構築する**」が達成される。

③この業務プロセスの戦略目標が達成されることにより，**内部顧客の視点の戦略目標である「看護技術向上により職員満足度を向上させる」**が達成される。

④この内部顧客の視点の戦略目標が達成されることにより，**外部顧客の視点の戦略目標「看護の質向上により患者満足度を向上させる」**が達成される。

⑤この外部顧客の視点の戦略目標が達成されることにより，**最終目標である財務の視点の戦略目標「信頼される病院になり増患させる」**が達成される。

どうですか？　「学習と成長の視点から業務プロセスの視点」「業務プロセスの視点から内部顧客の視点」「内部顧客の視点から外部顧客の視点」「外部顧客の視点から財務の視点」と，しっかり整合性が取れていると思います。

このように，戦略マップを作成する時のコツは，**必ず下から上へと連鎖をつなげると思い込まないことです**。重要なことは，戦略を立て，目標を達成することですから，**頭の中身を図面に落とし込む気持ちで行いましょう。一通り落とし込めたところで，再度因果関係を確認すればよいのです**。手法に振り回されず，自分が手法を使いこなしたいですね。

「因果関係」とか「整合性」という言葉を聞くと，すぐに苦手意識を持ってしまう人がいるかもしれませんが，私たち看護師が通常行っているダブルチェックと同じだと考えれば難しくありませんね。

 学習のまとめ　戦略マップは，「学習と成長の視点」から上へ連鎖をつなげようとするとイメージしにくいので，まずはイメージしている戦略を図面に落とし込み，その後で因果関係を整理するとよい。

スコアカード

野球で試合内容を詳細に記録したものをスコアカードと言うことは，知っている人も多いと思います。BSCはこれと同類のもので，経営および運営におけるスコアカードと考えればよいでしょう。

経営においては，ヒト・モノ・カネ・情報などの資源の配分が重要です。私たちは

表9−2：スコアカード

視点	戦略目標	重要成功要因 (CSF)	重要業績評価指標 (KPI)	数値目標	アクションプラン
財務		目標達成のためになすべきこと	達成基準の物差し	具体的な数字の目標	具体的なプラン
顧客	連鎖				
業務プロセス					
学習と成長					

　その有限である資源を使いながら，医業活動を行い医療の質向上に向けて改善し，その結果として，医業収益の増大を目標としています。そのためには，スタッフの知識や技術における実践能力の向上が必要であると共に，組織風土の改善による学習する組織である必要もあると思います。

▶スコアカードの構成

　学習と成長の視点，業務プロセスの視点，顧客の視点，財務の視点の4つの**戦略目標**を縦に並べ，**重要成功要因（CSF）**，評価の物差しとしての**重要業績評価指標（KPI）**とそのゴールである**数値目標**，具体的行動としての**アクションプラン**を左から右に並べます（**表9−2**）。つまり戦略目標のゴールは数値で示され，それを達成するために，何をすべきかがアクションプランに落とし込まれることになります。

重要成功要因（CSF）と重要業績評価指標（KPI）

▶CSF (Critical Success Factor)

　CSFは，**戦略目標を達成するために決定的な影響を与える要因のこと**です。戦略目標を達成するために何をすればよいかを決定するもので，**戦略目標が達成された状況・状態を具体的に示すもの**とも言えます。

　CSFは，BSCの4つの視点からそれぞれ考え，さらに内部顧客の視点からも考えます。

　業務プロセスの戦略目標が「看護教育体制を構築する」であった場合，CSFは，**表9−3**のようになります。

表9−3：CSFの例

視点	戦略目標	重要成功要因（CSF）
業務プロセスの視点	看護教育体制を構築する。	・看護教育の組織が明確である。 ・看護教育委員会が立ち上げられている。 ・看護教育マニュアルが作成されている。

このCSFは，さらに重要業績評価指標（KPI）に落とし込まれます。CSFは重要業績評価指標（KPI）を決める前段階のものと考えるとよいでしょう。評価の物差しを何にするかという時に重要な成功要因を考えればよいということです。

> **学習のまとめ** CFSは，戦略目標を達成する時の重要な要素である。達成した時は，この評価の物差しとなる重要業績評価指標（KPI）の策定につながる（ここでも連鎖している）。

▶KPI (Key Performance Indicator)

KPIは，「重要業績評価指標」という意味です。目標達成の度合いを測る指標「業績評価指標（performance indicator）」の中で特に重要なものがKPIです。

戦略の鍵となる指標のことです。**目標の進捗状態を示すために定義するもの**であるため，例えば，財務の視点であれば，ベッド利用率，平均在院日数，入院患者単価などを設定することにより，業務改善に役立てることが可能になります。月ごとや年間など一定の期間でプロセスを評価し，改善点を検討します。KPIは，リーダー育成，雇用促進，顧客満足など定量的計測が難しいものを定量化する場合にも有効です。

CSFが目標を達成するために「なすべきこと」であるに対し，KPIは**「目標達成のために設定すべきもの」**となります。

具体的な例で考えてみましょう。

前述したように，「看護教育体制を構築する」を戦略目標とした場合，3つのCSFが考えられました（**表9-3**参照）。1つずつKPIを考えてみます。CSF「看護教育の組織が明確である」に対すると，KPIは「看護教育の組織図の作成状況」，CSF「看護教育委員会が立ち上げられている」には「看護教育委員会の立ち上げ状況」，CSF「看護教育マニュアルが作成されている」には「看護教育マニュアルの作成状況」となります（**表9-4**）。

表9-4：KPIの例

視点	戦略目標	重要成功要因（CSF）	重要業績評価指標（KPI）
業務プロセスの視点	看護教育体制を構築する。	・看護教育の組織が明確である。 ・看護教育委員会が立ち上げられている。 ・看護教育マニュアルが作成されている。	・看護教育の組織図の作成状況 ・看護教育委員会の立ち上げ状況 ・看護教育マニュアルの作成状況

KPIには，①Specific（具体的），②Measurable（計測可能），③Achievable（達成可能），④Relevant（関連性），⑤Time-bound（期限が明確）の要素が必要とされています。これらは，それぞれの頭文字をとって，**SMART**と呼ばれており，具体的には次のことを指しています。

①**具体的（Specific）**：職員が何をすべきか明確に分かり，現場に直結した指標でなければならないということ。

②**計測可能（Measurable）**：現場で使える計測可能な定量的な指標でなければならないということ。

③**達成可能（Achievable）**：職員も納得できる現実的に達成可能な指標でなければならないということ。

④**関連性（Relevant）**：最終目標と関連している指標でなければならないということ。

⑤**期限が明確（Time-bound）**：目標達成の期日が明確にされており，スケジュール管理が明確で，最終段階の前に適宜，中間でモニタリング評価されているということ。

数値目標の設定の仕方

CSFとKPIを設定したら，次は数値目標を設定します。

数値を設定する際のポイントは，**戦略目標実現に向けた具体的な数値にする**ことと達成することで**スタッフが満足を得られる数値にする**ことです。初めから達成しやすい数値を設定し，それをクリアすればよいという雰囲気や組織風土にしないようにします。そして，スタッフが目標を達成した際には，満足や達成感が得られる仕組みをつくっておくことが必要です。

また，普段私たちが**数値目標としてイメージしていないことも数値に変換して目標にする**ということも大切なことです。

例えば，KPIを「看護教育の組織図の作成状況」とした場合，一見「作成状況」と「数値目標」が結び付かないかもしれませんが，前述SMARTの一つ「期限が明確（Time-bound）」を思い出してください。期間，つまり「いつまでに」ということですから，具体的にということであれば，「3月までに作成」というようになります。また，KPIが「患者満足度調査結果」であれば，数値目標としては「年内に調査を実施する」「患者満足度調査では8割が良と回答する」などが考えられるでしょう（**表9-5**）。

このように，**数値に置き換えていく作業をイメージする**と数値設定が分かりやすくなります。

表9-5：BSCの数値目標の例

視点	戦略目標	CSF（重要成功要因）	KPI（重要業績評価指標）	数値目標
業務プロセスの視点	看護教育体制を構築する。	• 看護教育の組織が明確である。 • 看護教育委員会が立ち上げられている。 • 看護教育マニュアルが作成されている。	• 看護教育の組織図の作成状況 • 看護教育委員会の立ち上げ状況 • 看護教育マニュアルの作成状況	• 3月までに完成させる。 • 4月までに立ち上げる。 • 年度内に完成させる。
顧客の視点	看護教育の組織化により患者満足度が向上する。	• 患者満足度が向上している。	• 患者満足度調査結果	• 年内に調査を実施する。 • 調査では，全体の8割が良と回答する。

アクションプランの策定

　アクションプランは，戦術と考えると分かりやすいと思います。つまり，実際にどのように運用していくかということで，KPIの数値目標達成のためにPDCAサイクルPlan（計画＝戦術の選定）→Do（実行）→Check（効果測定）→Action（評価・検証）を回していくことになります（P.55参照）。

▶具体的な行動

・アクションプランの実行と実行結果の分析，継続的運用と活用ということになります。つまり，KPI達成のために具体的に考えられたアクションプランが日常的に運用され，実行されることになるということです。

・モニタリングは月ごと，週ごと，毎日という単位で行われ，半年ごとあるいは年度単位でKPI達成状況を評価することで，戦略の達成状況を評価します。そして，これを基にBSCの修正などを行っていきます。

▶アクションプラン策定時の注意点

・BSCで，CSF，KPIを設定する。

・CSF　KPIを達成するためにするべきことを検討し，CSF，KPIごとに2つ以上の具体的な行動をアクションプランとして挙げていく。

・机上の空論ではなく，実現可能性のあるものにする。

・どんなに頑張っても達成できないことは入れない。

・できそうもないことは，アクションプランから外す。

・担当者（誰が），実施時期（いつ），どれくらい（目標）を決める。

・左から行動内容，担当者，KPIを記載し，その横に月次の数値目標を記載する。

・数字で行動の量と質がモニタリングできるようにし，戦略の達成度合いを把握する。

・財務の視点は，他の3つの視点が到達された結果として，最終的に目標が達成される視点なので，アクションプランを入れない。

実施・評価およびモニタリング

　アクションプラン策定後は，いよいよアクションプランを具体的に実施する段階です。

　この時に重要なことは，計画がプランどおりに実施されているかを監視する体制を整えておくことです。プランどおりに実施されていれば，さらに継続的に監視を行い，プランどおり実施されていなければその要因を考え，場合によってはプランを修正しなければなりません。この定期的な監視体制のことをモニタリングと言います。日本語で言い換えるなら，「定期的な観察および監視体制」とするのが適切でしょう。

▶モニタリング時の注意点

評価：アウトカム・戦略（仮説検証）

・数値目標の進捗状況を月ごとにチェックし，評価する日時を決めておく。

・戦略目標達成度合いの評価目的で，数値を毎月モニタリングする。

・数値目標と現状の数値の開きを確認する。

・数値目標が達成できない場合は，その要因を考察する。

・アクションプランが実行できなかった場合は，その要因を考察する。

・新しい環境の変化の有無など，タイムリーな情報を綿密に収集し，その都度適切な対策を立てる。

・数値目標の結果データを正確に記載しておく（単位や計算方法がまちまちにならないようにする）。

計画の見直し，修正

・アクションプランが実行できない場合は，その要因と対策を考え，アクションプランを見直す。

・戦略目標に対しアクションプランが緻密に立てられていないなど，不適切な場合は修正する。

・数値目標が達成できない場合は，その要因を考え，アクションプランを修正する。

・アクションプランの担当者・日時などを変更する。

第10章

戦略的
プレゼンテーション

学習の要点

常に成果を求められる看護管理者にとって, プレゼンテーションは重要な武器と考えられます。したがって, 相手の心に働きかけ, 行動変容を起こさせるようなプレゼンテーションが求められます。

ここでは, 戦略的プレゼンテーション, SMCRコミュニケーション, 相手に分かりやすい話し方PREPなどについて説明し, プレゼンテーション力の向上につなげます。

プレゼンテーションが必要な訳

　看護管理実践計画書は，作成しただけで終わりではありません。必要に応じて上司に承認を取ったら，スタッフに説明し，スタッフと共に行動に移す必要があります。

　そのためには，相手（この場合は上司やスタッフ）の心に働きかけ，相手に行動を起こさせるようなプレゼンテーション（以下，プレゼン）が必要になります。

　以前，アップルの故ジョブズのプレゼンを動画で見た時，その迫力に「この人のつくったものなら，こだわりのある素晴らしいものに違いない。やっぱり，パソコンはアップルじゃないといけないかしら？」と思わされたほどです。それだけ，プレゼンすることによって，**自分の意見を主張したり，自分をアピールしたりすることができる**のです。

　しかし，人を引きつけるようなプレゼンをすることは簡単ではありません。戦略的な準備が必要です。

　まずは，自分の作成した看護管理実践計画書が筋道の通った論理性のあるものであることが大切です。独りよがりの価値観であったり，感想などのようなものであったりしてはいけません。**しっかりした客観的な裏づけがあり，人を共鳴させ，自分と同じベクトルを向いて共に具体的に行動してもらえるようなもの**でなければならないと思うのです。それには，相手に関心を持たせる内容，効果的プレゼン力，資料のつくり方（テクニカルスキル）など，多くのことが求められます。

　ここでは，それらのことに少し触れさせていただきたいと思っています。

戦略的プレゼンテーション

▶誰に何を伝えたいのか

　自分は誰にプレゼンするのかを確認することが重要です。聴衆（オーディエンス）が誰かによって聴きたい内容や興味を示す内容は違うため，プレゼンの内容やその方法が違ってくるからです。伝えるべき相手は幹部なのか，管理者なのか，スタッフなのかを意識しましょう。

▶聴衆のニーズを感じ取る

　「何を求めてここに来ているのか」という聴衆のニーズを感じ取ることが必要です。貴重な時間を使って聴いてくれる**聴衆には目的があります**。その目的が達成されなければ，「つまらなかったわ！」「時間をつぶして損しちゃったわ！」ということになると思います。**人は何を聴きたいと思っているのか，どのようなことに共感するのか**ということをプレゼンの準備段階から考えておきましょう。

そして，プレゼンが良かったかどうかを決めるのは自分ではなく，聴衆だということも覚えておいてください。

私の数少ない経験でも，自分ではよく話せたと思っていたら「今日の講義は難しかった」と言われる時もありますし，簡単すぎたかしらとちょっと悔んでいると，「今日の講義は分かりやすくて良かった！」と言われる時もあります。自分の評価と聴衆の評価が一致するとは限りません。自己満足にならず，謙虚に聴衆に教えを乞うつもりでプレゼンすることが重要だと思います。

▶コミュニケーションゴール（戦略的動機）を明確にする

コミュニケーションゴールとは，「自分は○○にこういう行動を起こしてもらいたい」ということです。言い換えれば，プレゼンの目的です。

例えば，ベッドが満床状態で，スタッフは休憩も取れずに疲弊し，このままでは大量離職などが想定されるとしましょう。この時のプレゼンの目的は，今あるこの危機を上司に理解してもらうことですから，危機状態が上司に伝わるような資料をそろえる必要があるということです。

病棟の人間関係や組織風土が原因で離職者が絶えないというのであれば，プレゼンする相手は病棟スタッフです。どうしたら離職者を出さないような風土にできるのかということを同じ土俵で問題提起することになると思います。

自分の戦略的動機をはっきりさせる必要があるということです。

▶効果的な伝え方

戦略の策定

相手を説得したり，相手の心を動かしたり，相手の行動を変えたりするにはどのように伝えれば効果的なのかを考えなければいけません。また，具体例を出して説明することも重要です。

効果的場面の設定

すでに日時と場所が決まっているのでなければ，いつ，どこで伝えるのが効果的なのかを考えましょう。

緊張を回避するために

聴衆を前にして，必要以上に緊張することがないようにいくつか事前に準備しておきましょう。

場所の確認：収容施設の確認（観客動員数），演壇の有無，演台またはデスクの高さなど

小道具の確認：マイクの感度，マイクの本数，ポインター，パソコンとマウスの使い方など

立ち位置の確認：演台の立ち位置，立位か座位か，資料の置き場所，時計の確認（なければ小さな置時計を用意）など

順番の確認：トップバッターか中間か最後の方か（順番により関心を持たせる作戦を考案）

自分を落ち着かせるグッズ：勝負服，勝負アクセサリー（ネックレス，指輪）など

「スイッチ」の入れ方：出だしの言葉（いつも「皆さんこんにちは〜」から入るなどと決めておく）

SMCRコミュニケーション

　戦略的プレゼンテーションには，送り手の戦略的意図があります。したがって，送り手である自分自身がどのような内容を伝えたいかを再確認することが必要です。ここで重要なのは，効果的にプレゼンテーションをするために受け手である対象者の状況やニーズを察知し，どのような手段で伝えることが有効であるかを考えることです。

　SMCRとは，コミュニケーションを4つの要素（送り手：Sender，内容：Message，手段：Channel，受け手：Receiver）で構造化したフレームワークのことです。

送り手（Sender）：「誰がその言葉を発信しているか」という発信者の特定です。

内容（Message）：「どのような内容を伝えたいか」という戦略的意図を含んだ内容です。

手段（Channel）：「何を通じてその内容を伝えるか」ということです。「会って話をする」「電話で話す」「メモを使う」「メールを送る」などです。「理解してもらいたい」「叱りたい」「お願いしたい」「褒めたい」など，受け手に伝えたい内容によって手段を使い分けることにより，効果的なコミュニケーションとなります。

受け手（Receiver）：「受け手がどんな状態かを確認する」ことです。「朝早い」「会議の後」「場所」「その表情」「声質」などにより，受け手がどのようなコンディション状態かにより，自分の意図を円滑に理解して，聞き入れてくれるかが違ってきます。

相手に分かりやすい話し方

　相手に理解・納得してもらうには，**分かりやすく話すことが必要**です。また，与えられている時間が数分しかないということも稀ではありません。そのような時は簡潔明瞭に話すことが求められます。時間をかけて話をすれば，言いたいことが相手の心に届くというものではありません。

また，先に結論を言った方が全体像が分かって理解しやすいということもあります。

一般に，要点・結論，理由・背景など，事例，要因・結論の順に説明すると分かりやすいと言われています。これは，それぞれの英語頭文字を取ってPREPと言われています。

要点・結論（Point）：最初に要点をはっきりさせます。こうすると，受け手には，全体像が分かります。**人間は全体像が見えると，理解しやすくなる**と言われています。また，どのような視点や分野で話が進んでいくのかが分かり，頭の中で整理しやすくなります。

理由・背景・根拠・効果（Reason & Reality）：なぜ自分はそのことについて話すのか，どういう背景があるのかを話します。原因と結果を述べることで，筋道が通り論理が明解になります。

具体的な事例，仮説（Example）：事例は重要です。例を挙げて説明することで，さらに理解度が上がります。説明する内容が頭の中でイメージできるため，理解が助けられるのです。

要点・結論（Point）：最後に要約し，結論をもう一度伝えます。結論が強化され，分かりやすくなります。

話す力と聴く力

▶話す力

「話す力」とは，話すことで**相手を納得させ，行動に影響を与えることができる力**のことです。話す力を発揮するには，相手が聴きやすいように，**聴きたいと思うような話し方**の技術を身につけなければなりません。また，場の空気や雰囲気を察知し，どのように話したらよいのかを考えながら話すことも必要です。時々，自分が話したいことを陶酔的に話す人や同じことを何回も要領を得ない状態で話す人を見かけることがありますが，これでは聴こうという気持ちがなくなってしまいます。何を言いたいのかが分かるように，要点や全体の構成を整理して，分かりやすく話すことが大切です。

また，想定外の質問であっても臨機応変に回答したり，自分の言葉でかみ砕いて説明したり，複数の聴き手がいる時には全体の理解度を確かめながら話したりという技術も必要です。

パワーポイントを使ったプレゼンテーション

看護管理実践計画書が完成したら皆に披露して実行する必要があります。これがプレゼンテーションです。また，統合演習のまとめでは看護管理実践計画書発表会が開

催されます。一般的には，パワーポイントを用いることが多いでしょう。パワーポイント活用の利点は，視覚に訴えることにより，自分の主張をより強く訴えることができます。また，紙芝居のようにストーリーを仕立てにできるため，分かりやすく説明することが可能となります。

　ここでは，パワーポイントを使ったプレゼンテーションについて説明しましょう。

●ストーリーを頭に入れる

　聴衆の前で話をする時は，スピーチの内容の全体像をつかんでいないと，たどたどしい説明となってしまいます。流れるようなスピーチができませんので注意しましょう。

●棒読みしない

　スピーチをするということは，説明文を読み上げることではありません。発表原稿を読み上げたのでは臨場感が伝わりませんし，聴衆の心に訴えることもできません。話す内容は頭に入れておき，パワーポイントの画面はメモ程度に活用すると考えるとよいでしょう。

●視線は聴衆に向ける

　原稿を見るために下を向いて話していては，一方的なスピーチとなり，聴衆とのコミュニケーションが成立しません。視線は聴衆に向け，語りかけるようにしましょう。

●聴衆とのコミュニケーションを意識する

　スピーチは，聴衆との双方向の対話です。スピーチに共感または同意してもらい，自分のプランに賛同してもらうことがスピーチの目的ですから，聴衆とのコミュニケーションを意識しましょう。

●聴衆を巻き込む

　聴衆に質問したり，挙手してもらったりすることは，聴衆と時間を共有していることを意識づけするために有効です。聴衆は，ともすれば他人事になりがちですので，当事者意識を呼び起こすことにつながります。

●パワーポイントに書いた内容にはコメントする

　「パワーポイントに記載した内容を参照してください」と言う人がいますが，意味があってパワーポイントに書いてあるわけですから，一言でもよいのでコメントしましょう。コメントをする必要のないものは，不必要なものとして削除すべきです。

●マイクの使い方に慣れておく

　スピーチの内容がどんなに良くても，声が聴き取れなかったり，大きすぎたりしては，聴衆にとっては耳障りなものになってしまい，共感が得られません。会場によってマイクもいろいろ違いますので，事前にマイクテストをしておきましょう。

●プレゼンの流れをイメージしておく

　スピーチの流れがイメージできていれば，大抵はうまくいきます。話の流れを頭の中に入れておくには，1枚の紙に書いてみて，総点検しておくのがよいでしょう。

▶聴く力

「聴く力」とは，相手の発言の目的（伝えたい，共感してほしい，意見が聴きたいなど）を感じ取り，相手が自分の考えを整理し話しやすいようにできる力です。相槌を打つというのはとても重要です。相槌を打つことにより，話し手と受け手の双方向のコミュニケーションが生まれ，内容を理解することが促進されます。

また，相手の言いたいことだけではなく，その**背景や理由も理解する力**や相手の話し方や表情などから**相手の言いたいことをくみ取ったり，自分の必要な情報を聴き出したりする力**も重要です。

プレゼンテーションの事前チェック

プレゼンテーションには，必ず評価者がいます。その評価者によって，自分の企画が採用されたり，行動計画が承認されたりすることにより，次の実行段階につながります。

そうした時，発表者の立場ではなく，評価者の立ち位置から客観的に自分を評価することが必要です。**資料10−1**は，プレゼンテーションの事前チェック用として活用していただくとよいと思います。

▶プレゼンテーション時の注意点

プレゼンテーション内容

・**課題に沿った内容だったか？**

　自分に求められている使命や役割などの立ち位置からの課題であったかの確認が必要です。独りよがりの課題ではありません。

・**論旨に一貫性はあったか？**

　一貫した論理的なスピーチが求められます。そのためには，目的に沿っており，なおかつ全体を通して矛盾がない整合性のある状態が必要です。

・**分かりやすい内容だったか？**

　論理的に話すことができれば，相手に分かりやすく伝えられます。聴衆の背景も考えながら話すことが必要です。

・**手法が正しく使われていたか？**

　看護管理実践計画書では，SWOT分析，ロジックツリー，バランスト・スコアカードなどさまざまな経営手法が使われます。これらの手法を正しく理解し使用していることが重要です。

プレゼンテーション事前チェック表

カテゴリー	評価項目	自己評価	修正箇所
プレゼンテーション内容	課題に沿った内容だったか？	1・2・3・4・5	
	論旨に一貫性はあったか？	1・2・3・4・5	
	分かりやすい内容だったか？	1・2・3・4・5	
	手法が正しく使われていたか？	1・2・3・4・5	
プレゼンテーション資料	パワーポイントは分かりやすかったか？	1・2・3・4・5	
	図・表・グラフは活用されていたか？	1・2・3・4・5	
	強調したいところが明確だったか？	1・2・3・4・5	
話し方	声の大きさは適切だったか？	1・2・3・4・5	
	話し方のスピードは適切だったか？	1・2・3・4・5	
	声のトーンは適切だったか？	1・2・3・4・5	
	間の取り方は適切だったか？	1・2・3・4・5	
	ボディランゲージは適切だったか？	1・2・3・4・5	
態度	熱意は伝わったか？	1・2・3・4・5	
	制限時間は守られたか？	1・2・3・4・5	
	質疑に対して明確に答えることができたか？	1・2・3・4・5	

＊評価基準：　5＝よい　4＝まあまあ　3＝ふつう　2＝もう少し　1＝努力不足

プレゼンテーション資料

・パワーポイントは分かりやすかったか？

　パワーポイントにはたくさんの文字が書かれているため，読み取れないものがあります。聴衆が分かりやすいように，文章を簡略化する，図表を活用するなどの工夫が必要です。

・図・表・グラフは活用されていたか？

　データを図表やグラフなどにして，分かりやすく，納得性が得られる工夫が大切です。

・強調したいところが明確だったか？

　何をアピールするのかが分かるような資料を整えられていたかを確認します。

話し方

・声の大きさは適切だったか？

　スピーチの声は，大きくても小さくても聴き取りにくいものです。事前にマイクテストをしておきます。

・話し方のスピードは適切だったか？

　音量が適切でも早口では聴き取れません。時間内にたくさんの内容を話そうとして，話の内容が伝わりにくくなることがありますので，注意が必要です。

・声のトーンは適切だったか？

　声のトーンが高すぎても低すぎても聴き取りにくくなります。

・間の取り方は適切だったか？

　聴衆が理解しないうちに次の話題に移ると，話の流れが分からなくなります。間の取り方が大切です。

・ボディランゲージは適切だったか？

　身振り手振りなどでアピールすると，より効果的になります。

態度

・熱意は伝わったか？

　話したい内容が聴衆に伝わり共感してもらえたかが重要です。

・制限時間は守られたか？

　時間内にスピーチを終了させることが重要です。

・質疑に対して明確に答えることができたか？

　質疑に円滑に回答するためには，質疑を想定しておくことが重要です。Ｑ＆Ａを作成しておくとよいでしょう。

第 11 章

看護管理実践計画書
事例集

学習の要点

ここでは, 私が指導する統合演習の受講生の協力を得て, 受講生による看護管理実践計画書の論文とパワーポイントを紹介します。

○ファーストレベル統合演習Ⅰの事例

○セカンド・サードレベル統合演習Ⅱ・Ⅲの事例

○参考：看護管理実践報告書例　　　掲載

看護管理実践計画書の論文には決まった形式がなく, どのように書けばよいのかと悩む受講生が大勢います。ぜひ参考にしてください。

また, パワーポイントには, ロジックツリー, SWOT分析／クロスSWOT分析, バランスト・スコアカードの4つの手法が使用されています。ストーリーの展開の仕方を参考にしていただければと思います。

掲載にあたり, 私が加筆修正した箇所がありますので, 実際とは異なる部分もあります。参考事例としてご了承願います（文責は, 事例提供者ではなく筆者が負うことといたします）。

中堅看護師（ファーストレベル統合演習Ⅰ）の事例選定

　最近，認定看護管理者教育課程では，ファーストレベルの受講者が倍以上に増加しており，各研修機関では，年に2回開催するなどして対応する状況となっています。おそらく主任クラスだけでなく，管理職を目指す中堅看護師の受講が増大していることが要因だと思います。

　中堅看護師のマネジメントについて考えるならば，ミドルマネジャーが部署の有限資源としてのヒト・モノ・カネをマネジメントし看護の生産性を向上させることがミッションであるのに対して，中堅看護師の立ち位置における範囲は看護チームであり，看護の質・安全を担保することを牽引していくことが役割と考えます。しかし，従来の書籍では具体的事例が提示されていませんでした。そこで本書では，中堅看護師の視点からの具体的事例を提示することにしました。

　事例提供にあたっては，巻頭の「改訂にあたり」で紹介したように，学校法人埼玉医科大学職員キャリアアップセンター副センター長であり埼玉医科大学総看護部長である武藤光代氏をはじめ，職員キャリアアップセンターの関根いずみ氏，梅﨑順子氏ほか，多くの方々にご協力いただきました。この場を借りて，お礼申し上げます。また，ファーストレベル統合演習Ⅰの講師陣や筆者と共に演習を担当してくださった茨城リハビリテーション病院看護部長の今木恵子氏をはじめ，支援者の皆さんに感謝申し上げます。

　事例については，2021年度埼玉医科大学認定看護管理者教育課程ファーストレベル統合演習Ⅰ「看護管理実践計画書」発表会で発表された事例から，中堅看護師が取り組むテーマに絞って筆者が選定しました。

ファーストレベル統合演習Ⅰの取り組み例：「佐藤式問題意識チェックシート」

　ここでは，埼玉医科大学職員キャリアアップセンターにおけるファーストレベル統合演習Ⅰの取り組み例について紹介し，ファーストレベル統合演習Ⅰの全容を説明します（**表11－1**）。

　埼玉医科大学職員キャリアアップセンターのファーストレベル統合演習Ⅰにおいては，段階を踏みながら主任・副主任，またはこれから看護管理者を目指す中堅看護師が，自分の立ち位置を意識しながら，「課題を発見」し，「課題を明確」にしていくプロセスを理解できるスケジュールを用意しています。

　まず，統合演習Ⅰに入る前に筆者が講義を担当しています。この講義は，「論理的

表11−1：埼玉医科大学職員キャリアアップセンターにおけるファーストレベル講義計画　　　（★印は聴講可）

教科目	単元	教育内容	時間数	担当講師
ヘルスケアシステム論（15時間）	社会保障制度概論	★社会保障制度の体系 ・社会保障の関連法規	講義6	埼玉医科大学医療政策学 特任教授　宮山徳司
	保健医療福祉サービスの提供体制	★保健医療福祉制度の体系 ・地域包括ケアシステム　・地域共生社会		
	ヘルスケアサービスにおける看護の役割	★看看連携 ・地域連携における看護職の役割 ・保健医療福祉関連職種の理解 ・看護の社会的責務と業務基準看護業務基準	講義6	介護老人福祉施設 真寿園 施設長　小野塚由美子
		★看護の社会的責務と法的根拠看護関連法規	講義3	埼玉県看護協会　会長　松田久美子
組織管理論（15時間）	組織マネジメント概論	★組織マネジメントに関する基礎知識	講義3 演習3	東鷲宮病院　看護部長　佐藤美香子 茨城リハビリテーション病院 看護部長　今木恵子
		★看護管理の基礎知識	講義3	埼玉医科大学保健医療学部看護学科 講師　横山ひろみ
	看護実践における倫理	★看護実践における倫理的課題 ・倫理的意思決定への支援倫理綱領	講義6	埼玉医科大学短期大学 副学長・特任教授　所ミヨ子
人材管理（30時間）	労務管理の基礎知識	★労働法規 ・就業規則　・雇用形態　・勤務体制	講義3	埼玉医科大学職員キャリアアップセンター 副センター長／総務部部長　内田尚男
		★健康管理（メンタルヘルスを含む） ・ワークライフバランス ・ハラスメント防止	講義3	自治医科大学附属さいたま医療センター 看護部副部長　金澤千恵子
	看護チームのマネジメント	★チームマネジメント ・看護ケア提供方式 ・リーダーシップとメンバーシップ ・コミュニケーション	講義6	東京医療保健大学 東が丘・立川看護学部看護学科 准教授　岩満裕子
		★ファシリテーション	講義6	埼玉医科大学短期大学看護学科 教授　今野葉月
		★准看護師への指示と業務 ・看護補助者の活用	講義6	埼玉医科大学総合医療センター 看護師長　安藤てる子
	人材育成の基礎知識	★成人学習の原理 ・役割理論　・動機づけ理論 ・人材育成の方法	講義6	埼玉医科大学病院 副院長・看護部長　原嶋弥生
資源管理（15時間）	経営資源と管理の基礎知識	★診療・介護報酬制度の理解 ・経営指標の理解　・看護活動の経済的効果	講義6	大宮中央総合病院 副院長・看護局長　工藤潤
	看護実践における情報管理	★医療・看護情報の種類と特徴	講義6	東京医科歯科大学医学部附属病院 看護部長　浅香えみ子
		★情報管理における倫理的課題（情報リテラシー）	講義2	埼玉医科大学病院 総合診療内科 准教授　廣岡伸隆
			演習1	埼玉医科大学職員キャリアアップセンター 専任教員　関根いずみ
質管理（15時間）	看護サービスの質管理	★サービスの基本概念 ・看護サービスの安全管理	講義6	関越病院　看護部長　長田佳予子
		★看護サービスの質評価と改善 ・看護サービスと記録	講義9	埼玉医科大学総合医療センター 看護部副部長　青木正康
統合演習（17時間）	演習	・学習内容を踏まえ，受講者が取り組む課題を明確にし，対応策を立案する	演習17	茨城リハビリテーション病院 看護部長　今木恵子 小川赤十字病院　看護部副部長　宇田川洋子 埼玉石心会病院　看護部副部長　下室公子 丸木記念福祉メディカルセンター 看護部長　黒澤久美子 埼玉医科大学病院　看護部副部長　鈴木彦太 埼玉医科大学病院　看護師長　山崎文子 埼玉医科大学総合医療センター 看護師長　安藤てる子 東松山医師会病院　看護部長　山浦有里
その他（自由参加）（3時間）	レポートの書き方	★レポート作成に用いられる小論文について理解する ・小論文とは何か　・小論文の構成 ・各部分の内容　・よい小論文とは ・小論文の読み方　・小論文の書き方	講義3	相模原赤十字病院　看護部長　木島明美

思考を学ぶ」「課題解決のフレームワークを学ぶ」内容が中心です。午前中はレクチャーですが，午後はグループワークです。グループワークでは，筆者開発の課題解決フレームワークシート「佐藤式問題意識チェックシート」（**図11－1, 2**）を活用します。このシートは講義前に配付され，グループワークを行う前に各人が考えてくることになっています。1事例のテーマをグループ全員で考えることにより，課題解決のプロセスをトレーニングしていきます。そして，グループごとにその日の成果物を発表します。発表後には筆者がコメントし，テーマの選定，課題解決の論理性，課題解決手法を吟味し，さらにブラッシュアップさせています。

　グループワークで事例を通して課題解決プロセスを理解したところで，統合演習Ⅰに入ります。この段階を踏むことにより，課題を解決していく思考が順次身につき，成果物としての看護管理実践計画書が完成されていきます。その結果，完成度も高くなり，取り組んだ結果に満足が得られ，受講者の意欲向上につながります。

　それでは，私が講義に使用したシートを提示し，早速事例を紹介します。

図11-1：実践例①佐藤式問題意識チェックシートとその展開

テーマ：コロナ禍における薬剤事故を防止する体制の構築

ロジックツリー

薬剤事故の要因

- ヒト
  - 中途採用で入職後間もないスタッフだった
  - ダブルチェックを行わなかった
- 環境
  - 夕方の食事介助などで忙しい時間であった
  - コロナ疑い患者への対応（PPEなど）に追われた
- システム
  - 処方箋との照合によるダブルチェックではなかった
  - 患者のベッドサイドで、服用時のダブルチェックを行う体制ではなかった

共通項目

SWOT分析

内部環境	強み	弱み
	・人間関係が良い ・離職率が低い	・処方箋との照合によるダブルチェックではなかった ・患者のベッドサイドで、服用時のダブルチェックではなかった

外部環境	機会	脅威
	コロナワクチン接種による集団免疫獲得への期待	・コロナ禍の継続

クロスSWOT分析

弱み×脅威

戦略

最悪事態回避策⇒「コロナ禍においても、ベッドサイドで処方箋との照合を行い、薬剤事故を防止する体制を構築する［コロナ禍においても、ベッドサイドで処方箋との照合を行い、薬剤事故を防止する体制を構築する］

戦略目標：薬剤事故をなくす［2人ダブルチェック件数0］
成果指標：年間薬剤アクシデント件数0

アクションプラン

- アメーバ・チームで４M分析により薬剤事故の要因を分析
- 病棟会で薬剤事故防止について討議
- 看護部安全委員会で事故の概要報告および今後の防止策の検討
- 薬剤のダブルチェック体制の手順マニュアルを作成
- 全病棟で戦略目標の共有
- 全部署に薬剤のダブルチェック体制の手順を説明および遵守

佐藤美香子：論理的思考に基づく意思決定＆戦略的な問題解決．ナースマネジャー，Vol.23, No.7, P.39, 2021.を改変

佐藤式問題意識チェックシート

①気づき⇒何が変？
現場では、みんなそれぞれ忙しく、こんな状態だといつ医療事故が発生するか分からず不安だという声が聞かれた。

②背景⇒何が変わったのか？（環境の変化）
コロナ疑い患者の入院を受け入れはじめたことが最大の変化だった。

③現状⇒どうなっているか？（現象）
実際に起こっている現象としての問題は、[内服薬の患者誤認や投与忘れ]であった。さらに、現場は煩雑となっており、超過勤務が多くなっていた。

④どうあるべきか？（理想の状態）
理想の状態は、薬剤アクシデントのない、安全が担保できる病棟体制である。そしてこれは、今回のようなコロナ禍という環境の変化があっても維持できるものでなければならない。

⑤要因⇒それはなぜ起こっているのか？
ダブルチェックするには、さらに処方箋と照らし合わせ、患者のベッドサイドで2人の看護師がダブルチェックする体制ではないことが最大の要因であると考えられた。

⑥自分にとっては何が問題か？（真の問題⇒課題）
看護師長としてダブルチェックを行わなければならないことは、環境の変化があっても薬剤事故を防止できる仕組みを構築することである。

図11-2：実践例②佐藤式問題意識チェックシートとその展開

テーマ：全員参加型の自立/自律する看護チームを実現するアメーバ・ナーシング・システム（ANS）の構築

ロジックツリー

継続看護ができない要因が

- ヒト
- 環境
- システム

共通項目

弱み
- 専門職としてのキャリア志向を持たず、家庭重視のスタッフが多い
- 日々の業務に疑問やカイゼンの思考が持てない
- 平均在院日数の短縮により患者回転が速い　手のかかる患者の比率が高い
- 全員が参加する仕組みがない　互いに相談・支援する仕組みがない　新人・リーダー育成の仕組みがない　情報共有がなされていない

脅威
- 将来的な人口減少により看護労働力が減少する

SWOT分析

	強み	弱み
内部環境	・看護師長の看護実践能力が高く同じベクトルを持っている ・中堅看護師は定着率が高い	・全員が参加する仕組みがない ・互いに相談・支援する仕組みがない ・新人・リーダー育成の仕組みがない ・情報共有がなされていない
	機会	脅威
外部環境	・アメーバ経営という全員参加の手法で成功した会社がある	・将来的な人口減少により看護労働力が減少する

クロスSWOT分析

弱み×機会

弱み克服策⇒「アメーバ経営の手法を看護に活用し、全員参加型の自立/自律する看護チームを実現する看護方式＝ANSを構築する」

戦略

戦略目標（短期）：ANSの仕組みを構築
成果目標：1年以内に構築
長期戦略目標：インスタグラムマーケティングで展開

アクションプラン

- 新看護方式について看護部長トップに説明し承認を取る
- ANSプロジェクトをつくる
- ANSプロジェクトメンバー（アメーバ・メンバー）を選出し、看護部長が承認する
- ANS委員会を立ち上げ、ANSの仕組みについて看護部長に周知する
- ANSの組織図をつくる
- ANSのチーム編成をする
- ANS連絡網を整備し、情報が末端まで届くマトリックスで届く体制をつくる
- アメーバ・リーダー教育を行う

佐藤式問題意識チェックシート

①気づき⇒何か変？
看護現場は診療の補助を行うことに躍起になっている。チームとは名ばかりで助け合うらうとしていない。

②背景⇒何が変わったのか？（環境の変化）
平均在院日数の短縮、アウトカムの重視など環境は劇的に変化。

③現状⇒どうなっているか？（現象）
情報がチームや部署で共有されていない。継続看護ができていない。新人が定着しない。部署で決めたことに批判的なスタッフが多い。

④どうあるべきか？（理想の状態）
〈患者にとって〉チームで相談し助け合いながら継続看護ができる。
〈看護チームとして〉看護チームの全員参加・最大の本気度で、看護問題を解決できるように同じベクトルを持つ。
〈看護チームの中の個人として〉
自立：誰にも依存せず専門職として仕事ができる。
自律：主体性を持って看護に取り組み、自分を律しながらチームの一員としての行動ができる。

⑤要因⇒それはなぜ起こっているのか？
最大の要因として、全員が参加する仕組み、互いに相談・支援する仕組み、新人育成する仕組みがないことや、情報共有がなされていないことが挙げられた。

⑥自分にとっては何が問題か？（真の問題⇒課題）
看護部長のミッションは、看護部の質を向上させること。したがって、現状にそぐわなくなった看護方式を変更する必要がある。

佐藤美香子：論理的思考に基づく意思決定＆戦略的な問題解決．ナースマネジャー，Vol.23，No.7，P.41，2021を改変

ファーストレベル統合演習Ⅰの事例

継続的教育体制の構築
～小児ICUにおける指導スキルの獲得～

埼玉医科大学国際医療センター　内田麻弥

はじめに

新人看護師以外への教育体制が整っていない状況であった

2年目以降や異動者の学習は個人任せになっている

2年目以降や異動者にも教育は必要であるが，指導者が少なく新人看護師以外の教育が困難であった
指導スキルが不足しているため効果的な教育的かかわりができていない

指導者の育成に取り組む

自組織の概要

埼玉県にある700床の大学病院

小児ICU（小児心臓科，小児心臓外科）：10床［2対1］

稼働率：20％台

重症度，医療・看護必要度：80％以上

小児補助人工心臓（VAD）装着患者受け入れあり

看護師（管理者除く）：26人（うち1年目：4人，2年目：8人）

目的・意義

指導者の育成に取り組み，知識・技術・指導スキルを身につけたタッフによる教育体制を整え，自部署での継続的教育を可能にする。

SWOT分析

	強み（S）	弱み（W）
内部環境	・小児心臓に特化している ・10年目以上のベテランがいる ・医師が常時部署内にいる ・若いスタッフが多いため，新たなことを吸収しやすい ・県内外から小児心臓外科患者が搬送される	・病棟看護師の平均経験年数が低い ・上下間のコミュニケーションが少ない ・指導方法が統一されていない ・中間層の離職が多い ・2年目以降や部署異動者への継続教育ができていない ・指導スキルを持ったスタッフが少ない
	機会（O）	脅威（T）
外部環境	・小児心臓外科を有する病院が少ないため増患が見込まれる ・全国で12カ所しかない小児補助人工心臓の導入施設である ・出産の高齢化による心疾患患児の増加	・少子化による患者数の減少 ・新型ウイルスなど不確実性がある時代 ・今後も新入職者の増加や部署異動がある

クロスSWOT分析

		外部環境分析	
		機会	脅威
内部環境分析	強み	小児心臓に特化した10年目以上のベテラン看護師を活かして，小児心臓外科患者の増患を図る	小児心臓に特化した10年目以上のベテラン看護師の指導力を強化し，今後の少子化による労働量の減少に備える
	弱み	病棟スタッフの半数である1・2年目の教育を強化し，小児心臓外科患者の増患を図る	2年目以降や異動者への継続教育体制を整備することにより，新型ウイルスなどの不確実性がある時代に備える

戦略の可視化
【指導スキル（コーチング・ティーチング）の獲得】

部署での継続的教育体制が整う

教育・指導スキルが身についたスタッフによる後輩指導と教育計画により，経験年数に応じた効率的・効果的な教育が実施される

不足している教育・指導の知識・技術が身につく教育体制の構築

自部署での指導者ごとの教育・指導方法の現状を把握する

アクションプラン
戦略目標：指導スキル（コーチング・ティーチング）の獲得

アクションプラン	目標値	担当責任者	日程 11月	12月	1月	2月	3月	最終評価 4月
①指導状況実態調査（アンケート）	回答率100%	主任	→ 配布・回収	→ 集計				
②各チーム会で指導スキルを用いたシミュレーション実施	月1回以上の実施	主任 教育担当者	説明 →		←―――――― 実施 ――――――→			
③シミュレーション教育実施後の調査（①で使用したアンケート）	①の結果より改善	主任					→ 配布・回収	→ 集計

職員の感染予防対策の周知・徹底
～個人防護具の着脱の遵守～

医療法人社団明和会　西八王子病院　今泉慶亮

はじめに

部署内には，感染委員会より発信されたマニュアルが整備されているが，感染発生時の対応は委員会からの指示待ちの傾向があった。

院内の感染ラウンドにおいて，指名された自部署スタッフ数人が個人防護具着脱ができていないとの指摘があった。

スタッフの感染対策に対しての知識・技術の拙さが浮き彫りとなった。

スタッフの個人防護具着脱の遵守率の向上に取り組む。

目的・意義

スタッフの個人防護具着脱の遵守率の向上に取り組むことで，自部署における適切な感染予防対策を行う。

自組織の概要

東京都八王子市にある227床の精神科病院
障害者病棟（精神疾患＋慢性腎不全）：45床 ［10対1］
看護師：14人，准看護師：3人，パート：6人
病棟内に感染委員が2人配置されている。
※COVID-19受け入れ・発生なし

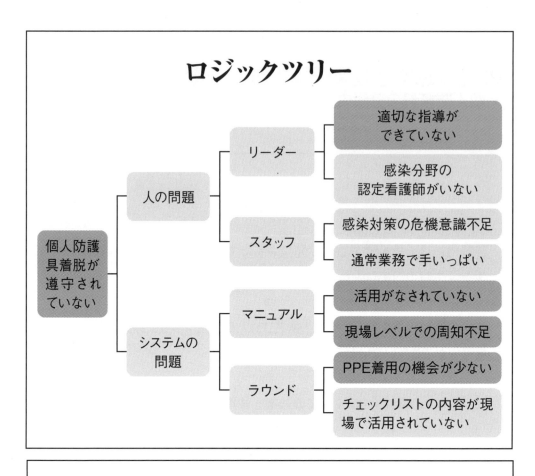

ロジックツリー

個人防護具着脱が遵守されていない

- 人の問題
  - リーダー
    - 適切な指導ができていない
    - 感染分野の認定看護師がいない
  - スタッフ
    - 感染対策の危機意識不足
    - 通常業務で手いっぱい
- システムの問題
  - マニュアル
    - 活用がなされていない
    - 現場レベルでの周知不足
  - ラウンド
    - PPE着用の機会が少ない
    - チェックリストの内容が現場で活用されていない

SWOT分析

	強み（S）	弱み（W）
内部環境	・精神科看護に優れている ・感染マニュアルは整備されている ・病棟の患者稼働率が高い	・若手・パートの指導・育成体制が弱い ・個人防護具着脱が周知されていない ・感染の認定看護師がいない ・感染対策の危機意識が薄い ・感染マニュアルが活用されていない
	機会（O）	脅威（T）
外部環境	・透析患者が増加傾向にある ・精神疾患と腎不全を併発している患者が増加傾向にある	・COVID-19感染拡大の可能性がある ・将来的に未知のウイルス感染の可能性がある ・近隣に増患および職員雇用において競合する病院がある

クロスSWOT分析

		外部環境分析	
		機会	脅威
内部環境分析	強み	**積極的戦略** 精神科看護に優れている（強み）を活かし，さらに透析の必要な精神疾患患者を受け入れて稼働率を上昇させる（機会）	**差別化戦略** 精神科看護に優れている（強み）を活かし，近隣病院へ患者・職員が流出しないようにする（脅威）
	弱み	**弱み克服策** 若手・パート看護師の指導・育成を行い（弱み），透析患者受け入れ件数増加のチャンスととらえる（機会）	**最悪事態回避策** 個人防御具の着脱方法が周知徹底されていないことを克服し（弱み），将来的な未知のウイルスにも対応する（脅威）

戦略の可視化
【個人防護具の着脱遵守により感染を制御する】

Ⅳ 感染を制御できることにより高稼働が維持され，入院受け入れ増加により増収となる

Ⅲ 不安の改善からスタッフの満足度が向上する
クラスター発生防止により患者・家族の満足度が向上する

Ⅱ チェックリストの活用や，実態調査・スタッフ指導から適切な感染予防対策の実施が行える体制を整備する

Ⅰ 感染予防対策の必要性と個人防護具の適切な取り扱いについて理解する

アクションプラン
戦略目標：個人防護具の着脱が適切に行える

アクションプラン	目標値	担当責任者	日程 11月	12月	中間評価 1月	2月	3月	最終評価 4月
個人防護具着脱の現状把握	調査率 100%	感染委員	調査		調査			調査
個人防護具着脱方法の指導とテスト	正解率 100%	感染委員	指導	→	指導	→	指導	
		主任		テスト		テスト		テスト
チェックリストを活用したラウンド実施	実施率 100%	主任 チームリーダー	実態調査　　　　チェックリストの周知	ラウンド実施（第4月曜）　　　　スタッフ指導				実態調査

せん妄評価スケールYDS実施率向上に向けた業務改善

埼玉医科大学総合医療センター　塩澤英子

はじめに

2017年よりYamaguchi University Mental Disorders Scale（YDS）を導入し，実施率60％，せん妄発生率9.35％で経過

⬇

2020年COVID-19が流行し，スタッフ減員。結果，YDS実施率が29.9％，せん妄発生率16.4％（2021年上半期）

⬇

実施者の業務過多，スタッフ認識不足，実施方法の見直しと意見が挙がった

⬇

YDS実施率向上に向けた業務改善

YDS導入の背景

①せん妄ハイリスク者を抽出（せん妄予測因子を確認）

②せん妄の予防・早期発見（予防的な非薬物療法・薬物療法，せん妄症状スクリーニング）

③せん妄症状出現時対応（安全対策強化，せん妄の薬物療法・非薬物療法）

④せん妄改善後の対応（せん妄治療に使用した薬物の終了）

術前せん妄リスクアセスメント表：YDS

	質問		得点
①	今日は何月何日ですか？	（1点）	
②	あなたの住所は？	（1点）	
③	こどもの日は何月何日ですか？	（1点）	
④	北海道と九州はどちらが南にありますか？	（1点）	
⑤	ひまわりが咲く季節は？	（1点）	
⑥	今回どこが悪くて手術されますか？	（1点）	
⑦	入院された日はいつですか？	（1点）	
⑧	100から7を引くといくつですか？　さらにそこから7を引くと？	（2回正解で1点）	
⑨	数字の逆唱：私の言った数字を逆に言ってください。【7－6－9，2－1－5－3】	（各1点）	
⑩	カードを5枚見せ，何が描いてあったかを尋ねる。30秒見せた後に質問する。	（各1点）	

合計：　　/15点

せん妄ハイリスク症例対象：
　YDS12点以下→入室時，看護計画立案を！
　YDS13点以上→計画立案なし

※オリエンテーション時，患者様へ以下のことを伝えてください。
「GICU入室後，術後の睡眠状態についてお聞きすることがあるかと思います。ご協力ください」
　　　　→説明済みの場合は○をつけてください。　（　　　）

目的・意義

目的：YDSの実施方法と担当者の業務内容を見直し，実施率を向上させる
意義：せん妄ハイリスク者の抽出により，予防・早期発見が可能
　　　（予防的な非薬物療法・薬物療法，せん妄症状スクリーニング）
　　　合併症や死亡率の低下

自部署の概要

埼玉県にある1,053床の大学病院

病棟数：一般病棟18棟，救命病棟，
　　　周産期病棟

集中治療室：総合ICU，SCU，CCU
　　　合計18床の混合病棟

看護体制　常時2対1
　　　稼働率52.2％，看護必要度85.4％

1カ月の入室患者数389.8人
（2021年上半期）

予定入室のYDSの実施率：29.9％
（2021年上半期）

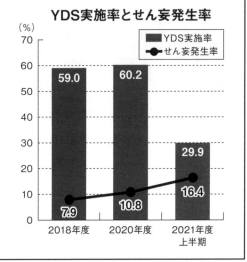

YDS実施率とせん妄発生率

ロジックツリー

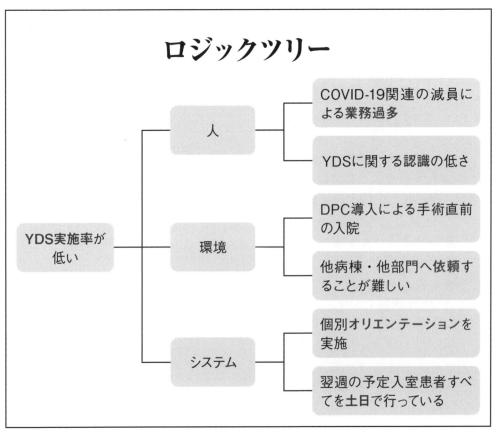

SWOT分析

	強み（S）	弱み（W）
内部環境	• Yamaguchi University Mental Disorders Scale（YDS）を導入している • コロナ禍前，YDSの実施率は60％と高く，せん妄発生率も抑えられていた	• コロナ禍により業務が増加し，YDSの実施率が半減した • YDSに関しての認識の低さや学習不足がある • YDSについて個別のオリエンテーション実施，土日集中など方法論としての実践可能性が低い • 他病棟などへの実施の依頼が難しい
	機会（O）	脅威（T）
外部環境	• せん妄予防に取り組む必要性が実証され，診療報酬にも含まれている • 術後せん妄を防止するためには早期からの介入が必要とされている	• 高齢化によりせん妄患者の増加が予測される • せん妄発生により安全が脅かされる • せん妄発生により退院支援が円滑に進まない

クロスSWOT分析

		外部環境分析	
		機会	脅威
内部環境分析	強み	せん妄予防に取り組む必要性が実証され，診療報酬にも含まれている（機会）をとらえ，YDS導入の強みを活用する	YDSの実施方法を実現可能性の高い方法に見直すことにより（強み），せん妄発症率を下げて退院支援を円滑にする（脅威）
	弱み	術後せん妄を防ぐため，早期からかかわることにより（機会），YDSに関する学習不足や実施方法を見直し（弱み），早期にせん妄スクリーニングに着手する体制をつくる	YDSについての学習不足を改善し（弱み），誰もが実施することで，せん妄発症を防止し退院支援を円滑にする（脅威）

戦略の可視化
【YDS実施率向上のための業務改善】

- せん妄発症を未然に防ぐことで長期入院が減少し，病床稼働率が上がる
- 術前にGICU看護師が訪室することで，手術や集中治療に関する不安が軽減する

YDS実施率を向上させるため，担当者の業務内容と実施方法の見直しを図る

YDS実施の意義と必要性を理解する

アクションプラン
戦略目標：YDS実施率向上のための業務改善

アクションプラン	目標値	担当責任者	日程 2021年 11月	12月	中間評価 2022年 1月	2月	3月	最終評価 4月
YDS実施を担うフリー担当と看護助手業務の内容見直し	2021年度末までに	師長 主任 せん妄係	調査，原案づくり	病棟会議で協議，運用	ヒアリングによる中間評価	中間評価結果を基にした見直しと改善と実施	最終評価，新年度に向け，業務分担表の改訂	
YDS説明用DVDの作成と運用	作成・実施100%	師長 せん妄係	作成	看護部へ提出	運用開始，評価			最終評価（スタッフ対象アンケート）
YDSに関する勉強会	参加率100%	主任 せん妄係	担当者選定，資料作成	勉強会（複数回）				新人・異動者対象の勉強会

緩和医療におけるCOVID-19による「面会制限」の影響～早期からのACP支援に向けたシステムの構築～

埼玉医科大学国際医療センター　矢吹みどり

はじめに

自部署は，緩和ケア外来の患者や家族，緩和ケアチーム介入患者や家族の人生およびQOL，価値観を尊重したケアの提供や意思決定支援（ACP*）を行う役割がある。他の医療チームとの協働や連携を図り，**緩和ケアが早期から円滑に切れ目なく提供されるように調整・促進する役割を持つ。**

新型コロナウイルス感染症（COVID-19）の感染拡大による入院患者の**「面会制限」**や通院患者の付き添いは最小限の人数に制限

家族間で話し合いが十分にできず，本人の意向や価値観を家族と共有することが難しくなった（ACP支援の不足）。また，医療者と家族の関係構築も不足。

早期からの患者家族への介入必要性，外来と病棟との情報共有の重要性に気づいた。

早期（外来）からのACP支援に向けたシステムの構築

＊ACP（Advance Care Planning）

自組織の概要

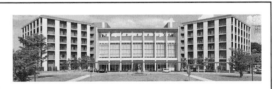

埼玉医科大学国際療センター
- ●病床数：700床（ICU系・120床），包括的がんセンター（24科・380床）
- ●職員数：約1,700人　●看護師：約900人
- ・地域がん診療連携拠点病院　　・心臓移植実施認定施設
- ・埼玉県災害拠点病院，埼玉特別機動援助隊（埼玉SMART）
- ・災害派遣医療チーム（DMAT）　・外国人患者受け入れ医療機関（JMIP）
- ・財団法人日本医療機能評価機構病院機能評価～ 3rdG.Ver.1.0 ～一般病院2
- ・JCI（Joint Commission International）認定（2018年5月）

《地域がん診療連携拠点病院（高度型）の緩和ケアセンター》
専従看護師：緩和ケア認定看護師2人，がん看護専門看護師1人
チーム：医師，薬剤師，管理栄養士，リハビリセラピスト，MSWなど
　緩和ケア外来患者（延べ数）：3,510人（2020年）
　緩和ケア外来新規患者診療数：324人（2020年）
　緩和ケアチーム介入患者数：221人（2020年）⇒転院67人，退院97人，死亡退院44人

目的・意義

緩和ケアの質の向上ために，早期（外来）からのACP支援の充実に向けて，外来－病棟間や多職種でシームレスな支援を提供できるシステムの構築に取り組む

現状分析（WHYツリー）

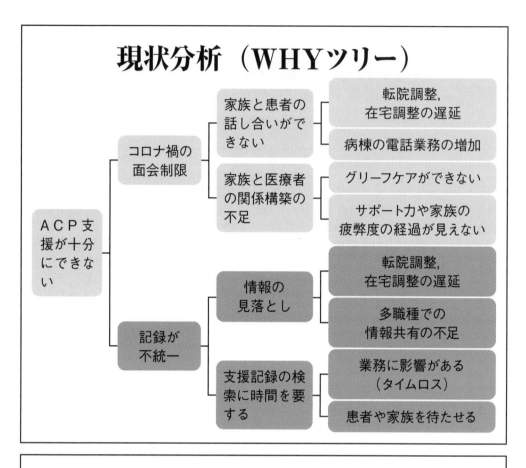

```
                    ┌─ 家族と患者の      ┌─ 転院調整，
                    │  話し合いがで     ─┤  在宅調整の遅延
          コロナ禍の  ─┤  きない           └─ 病棟の電話業務の増加
          面会制限    │  家族と医療者     ┌─ グリーフケアができない
                    └─ の関係構築の    ─┤
ＡＣＰ支              不足            └─ サポート力や家族の
援が十分  ─┤                              疲弊度の経過が見えない
にできな
い                   ┌─ 情報の          ┌─ 転院調整，
                    │  見落とし       ─┤  在宅調整の遅延
          記録が     ─┤                  └─ 多職種での
          不統一     │                     情報共有の不足
                    └─ 支援記録の検     ┌─ 業務に影響がある
                       索に時間を要   ─┤  （タイムロス）
                       する            └─ 患者や家族を待たせる
```

SWOT分析

	強み（S）	弱み（W）
内部環境	・地域がん診療連携拠点病院（高度型） 〈緩和ケアセンター〉 ・緩和ケアチームは多職種（医師，看護師，理学療法士，作業療法士，言語聴覚士，MSW，管理栄養士など）から構成している ・緩和ケア認定看護師2人，がん専門看護師1人が専従 ・ACP支援の知識がある　・組織横断的に活動している 〈チームにかかわる外来：包括的がんセンター外来〉 ・がん関連認定看護師が4人所属している ・熟練看護師が多い ・支持医療科（緩和医療）外来を設置している 〈チームにかかわる包括的がんセンター病棟〉 ・退院調整看護師が各病棟に配属されている 〈がん相談支援センター〉 ・地域連携，生活相談，診療支援，医療費相談 〈教育〉・専門領域（がん）　・院内認定（緩和）	〈病院〉 ・コロナ禍における入院患者の面会制限 ・コロナ禍における外来患者の最少人数での通院 ・ACP支援の知識不足，スキルが弱い ・家族看護の知識不足，スキルが弱い ・家族支援・ACP支援体制が整備されていない ・病棟看護師の経験年数が低い ・医師の記録記載率が低い
	機会（O）	脅威（T）
外部環境	・2022年度当院F棟（がん治療棟）の設立 ・2023年度第4期がん対策推進基本計画	・コロナ蔓延による面会制限の解除困難 ・少子高齢化による家族システムの変化（高齢世帯，独居の増加） ・がん患者数の増加

クロスSWOT分析

		外部環境分析	
		機会	脅威
内部環境分析	強み	**積極的戦略（機会×強み）** 緩和ケアチームの専門性を活かしたシステム構築を行い，ACP支援を促進する。	**差別化戦略（強み×脅威）** 専門性を活かし，面会制限や家族システムの変化（高齢世帯）などに対応できるシステムを構築する。
	弱み	**弱み克服策 （弱み×機会）** 新棟開設に伴い，ACP支援や家族看護の教育を行う。	**最悪事態回避策 （弱み×脅威）** 家族システムの変化によるケアの保障に備える。

アクションプラン

〈戦略目標〉ACP支援のテンプレート記録によるシステム構築

アクションプラン	目標値	担当責任者	11月	12月	中間評価 1月	2月	3月	最終評価 4月
ACP支援テンプレートを活用できる	テンプレート案作成（100％）	緩和ケアチーム専従看護師（★自分）	←→					
	診療情報管理委員会／受審（100％）	緩和ケアチーム専従看護師（★自分）			第2（水）受審			
	経営推進会議／受審（100％）	緩和ケアチーム専従看護師（★自分）				第4（月）受審		
	テンプレートを活用（記載率100％）	緩和ケアチーム専従看護師（緩和CN／がんCNS★）					承認後使用開始 →	外来患者のテンプレート記載率を確認

おわりに

● COVID-19による「面会制限」の中でも，緩和ケアが早期から円滑に**切れ目なく提供される**ように，**患者と家族をつなぎ**，**多職種をつなぐ役割**が緩和ケアチームの重要な役割である。

●「ACP支援テンプレート」を作成・活用し，シームレスな支援と緩和ケアの質向上に向けた，**ACP支援のシステムの構築**に取り組みたい。

引用・参考文献
1）田村恵子：がん患者におけるCOVID-19による「面会制限」の影響〜臨床実践と看護管理の視点から〜，看護管理，Vol.31，No.2，P.103〜107，2021.
2）安保博文：緩和ケアの質を維持する―特に面会制限対応ついて，緩和ケア，Vol.30，No.4，P.272〜275，2020.

COVID-19蔓延に伴うルール作成における課題
～管理者とスタッフの意見対立を解決する
ファシリテーターの育成

戸口　圭

はじめに

●COVID-19の対応のため，受け入れのルールを新しく作成する必要があった

●ルールづくりをする上で，病棟師長の考えを基に話し合いをすることとなったが，意見が対立し，なかなかまとまらなかった

●自部署は，チームワークは良好であるが，否定的・反対的な意見を前向きに活かすことができないためにまとまらない。若いスタッフが意見を言いづらい雰囲気がある

●いろいろな意見をまとめ，病棟の変化に適応し整える上でファシリテーターの存在が必要であり，その育成に取り組みたい

目的

環境の変化に対応しながら病棟のまとめ役を担い，意見を尊重できるファシリテーターを育成する体制を構築する

ロジックツリー

```
                    ┌─ 人の問題 ─┬─ 強く主張する人に対して，若いスタッフが意見を言えない
                    │            └─ ファシリテーターを担うことができるスタッフが少ない
  話し合い          │
  が円滑に ─────────┼─ 環境の問題 ┬─ コロナ禍で新しい病棟ルールをつくる必要があった
  進まない          │             └─ 業務が多忙で話し合いが活発でない
                    │
                    └─ システムの ┬─ ファシリテーターを育成する教育体制が取れていない
                       問題        └─ 病棟異動が少なく，スタッフ・メンバーの顔ぶれが変わらない
```

自組織の概要

○○県○○町にある252床の病院

一般病床4病棟（42床×4），障害者病棟1病棟（42床），地域包括ケア病棟1病棟（42床）

一般病床の1病棟をCOVID-19患者受け入れのための病棟として運用変更

SWOT分析

	強み（S）	弱み（W）
内部環境	・チームワークは良好である ・病棟運営に前向きなスタッフが多い ・意見を明確に発言するリーダーシップの取れるスタッフがいる	・病棟の意見をまとめるファシリテーターが少ない ・病棟の意見をまとめるファシリテーターを育成する教育体制が取れていない ・若いスタッフが意見を言いにくい ・COVID-19陽性患者の受け入れにより働く意欲が低下する可能性がある
	機会（O）	脅威（T）
外部環境	・グローバルな環境変化に対応できるファシリテーターの役割を担う人材が求められている ・COVID-19対応のため医療界に新体制が求められている	・今後，未知の感染症の危険がある ・今後，災害など不測の事態発生の可能性がある ・コロナ禍により，さら看護労働人口が流動的になる

クロスSWOT分析

		外部環境分析	
		機会	脅威
内部環境分析	強み	リーダーシップが取れるスタッフを活用し，コロナ禍でのルールづくりをする	リーダーシップが取れるスタッフの下でスタッフが納得したルールづくりをし，納得した上で業務をすることで，モチベーションを維持する
	弱み	コロナ禍における新しいルールづくりを，ファシリテーターを育成することで円滑に進める	ファシリテーター育成の環境を整え，意見を言い合える環境をつくり，グローバルな変化や脅威に対応する

198

戦略の可視化
【ファシリテーター育成によるマネジメントスキルの向上】

ファシリテーター育成の教育体制への参加を促す

ファシリテーター育成のための教育システムを構築する

病棟スタッフに現状の危機意識を醸成すると共に
ファシリテーターの意義および必要性を認識させる

病棟師長に必要性を報告（プレゼンテーション）し,
理解を得る

アクションプラン

戦略目標：ファシリテーター育成によるマネジメントスキルの向上

アクションプラン	目標値	担当責任者	10月	11月	12月	中間評価 1月	2月	最終評価 3月
ファシリテーターについての知識・技術を習得する	スタッフの勉強会参加率が100％	戸口	病棟管理者に許可を得る	ファシリテーターについて病棟で勉強会の実施	カンファレンス・病棟会でファシリテーターの実践			知識・技術が習得できたか
	中間・最終のアンケート回収率100％	戸口				中間評価アンケート		

全員が参加できるようなスケジュール管理を師長と相談の上，検討する

自分の意見が言えないスタッフの抽出とさらなる教育の必要性を検討する

おわりに

- 今回の看護管理実践計画書では，コロナ禍における環境変化によって，現状として若いスタッフが意見を言いづらい点から，病棟でのまとめ役を育成する必要性に着目し，課題を明確にした。

- これまではスタッフ看護師として自分の意見を言うことを重視していたが，これからは看護管理を担う者として，ファシリテーターとなる人材を育成し，意見をまとめ，前向きに課題に取り組むことができる人を育てられる管理者を目指していきたい。

患者が安心・安全に治療を受けられる療養環境を整備する～Ⅲaインシデント0件への取り組み～

大坂谷香織

はじめに

2021年から血管外科に整形外科が加わり，チーム再編成

チームのまとまりが悪いような印象

Ⅲaインシデントが発生

患者が安心して治療を受けられる環境をつくるため，チーム内での教育が急務

自組織の概要

病院の概要

病床数341床の埼玉県南西部にある二次救急指定病院

一般病棟　急性期一般入院料1

診療科：内科，小児科，循環器内科，心臓血管外科，救急科，血管外科，
　　　　整形外科，感染症（COVID-19）など

患者の約60%が70歳以上の高齢者

病棟の概要

病床数40床　　Aチーム（血管外科・整形外科）
　　　　　　　Aチーム内編成（3年以上看護師6人，2年目看護師2人，
　　　　　　　1年目看護師4人）
　　　　　　　Bチーム（脳神経外科・皮膚科）

目的・意義

血管外科・整形外科の知識を持った看護師の育成

患者が安全に治療を受けられるよう療養環境を整えることができる

成果指標：Ⅲaインシデント0件

ロジックツリー

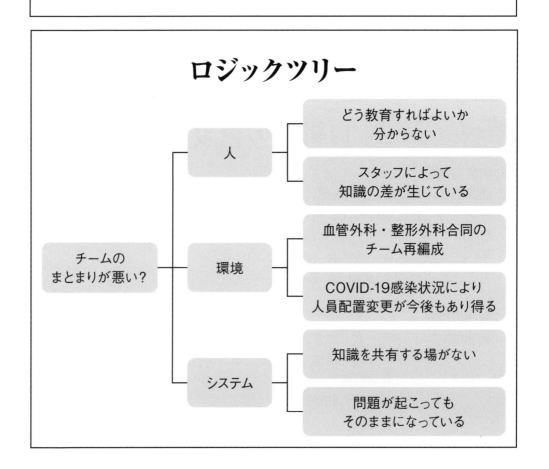

SWOT分析

	強み（S）	弱み（W）
内部環境	・整形外科（3年）・血管外科（3年）経験ありの3年以上の経験がある看護師がいる。 ・整形外科の機材が病棟に残っているので活用できる。	・整形外科・血管外科の経験がある中堅看護師が少ない。 ・診療科に関して知識不足のスタッフがいる。 ・問題が発生してもどう対処したらよいか分からない。
	機会（O）	脅威（T）
外部環境	・地域的に患者の受け入れ需要が高い。	・隣町に行けば整形外科の手術をしている病院はある。 ・COVID-19の影響で人員配置が今後も変わる恐れあり。

弱みを克服し脅威に備える戦略

戦略の可視化
【患者が安心・安全に治療を受けられる療養環境を整える】

患者が安心・安全に治療を受けられる

Ⅲa以上のアクシデントが減少する

看護の質向上・均一化

勉強会の開催・業務マニュアル作成

アクションプラン

戦略目標：患者が安心・安全に治療を受けられる療養環境を整える

アクションプラン	目標値	担当責任者	11月	12~2月	中間評価 3月	4~6月	8~9月	最終評価 10月
①科ごとの治療・疾患の勉強会実施	勉強会参加率100％となる	Aチームリーダー・主任・副主任	勉強会・アンケートの実施 →→→→→→→→→→→					勉強会参加率の集計 勉強会資料（動画や紙資料）まとめ
②科ごとケアマニュアルの追記	院内看護基準に追記して，マニュアルを作成できる	主任・副主任・チームリーダー・サブリーダー	マニュアル作成 院内の看護基準に不足しているものの確認，病棟独自のケアマニュアル作成 →→					マニュアル運用見直し，追記修正実施
③科ごとケアマニュアルの運用実施率の評価	個人チェックリストを用いて，実施度評価100％となる	チームリーダー・サブリーダー			マニュアルどおり実施できているかチェックする →→			チェックリストを用いて理解度チェック実施

セカンド・サードレベル
統合演習Ⅱ・Ⅲの事例

精神科医療支援体制に関すること

精神科病棟の特殊性を活かした
地域移行支援ができる体制の構築

国立病院機構　下総精神医療センター　林真由美

▶はじめに（背景）

　下総精神医療センターは，精神科単科の病院で，入院から退院，退院後の生活まで継続して支援できる機能を有している。しかし，入院患者の在院日数は長期であり，退院先を確保するのは困難である。また，再入院率が高く，精神科病棟の特殊性を活かした地域移行支援が十分にできていない。精神科という閉鎖的なイメージがある上，医療従事者も積極的に退院支援を行う意識が薄かったことが原因にある。

　そこで，精神科病棟の特殊性を活かした地域移行支援ができる体制の構築に取り組みたい。

▶目的・意義

　精神科病棟の特殊性を活かし，入院患者の退院支援を推進すると共に，精神疾患患者が地域社会で生活できる体制を構築する。

▶方法

1. 自組織の概要

　当院は，病床数314床の精神科単科・デイケア，地域医療連携室（訪問看護）を行っている。看護師数は186人，平均勤務年数は17.1年，平均年齢45.2歳，離職率は9.3％である。平成26年度の平均入院患者数は285.5人，病床稼働率90.9％，患者平均年齢は61歳，在院患者の33％が65歳以上，75歳以上がその半数であった。入院患者平均在院日数は342日で，全国平均248日を上回っている。入院患者は，新規入院が55％，3カ月以内の再入院が30％，3カ月以上の再入院が15％と再入院が多い。また，退院先は，自宅が60％，施設20％，転院10％，その他10％であった。

2. 現状分析

1）要因分析（ロジックツリー）

　当院の患者の入院期間が長期であり，地域移行支援が十分にできていない。また，

再入院率が高く，地域での生活が継続できない現状にある。この要因の一つに，看護師が患者への地域移行支援が十分にできていないことがある。それは，退院支援プログラムが構築されていない，院内教育プログラムが構築されていないことが要因である。また，病院全体での地域移行支援ができていない要因として，病棟間連携，多職種連携が不十分，地域医療連携室の活動が強化されていないことが挙げられる。

2）組織分析（SWOT分析）

（1）内部環境

強み：精神科の専門性のある病棟構成である，精神科看護経験豊富な看護師が多い，多職種の人材が多い，看護師の離職率が低い

弱み：在院日数が長い，退院先の確保が困難である，再入院率が高い，院内教育システムの構築が不十分である，地域移行支援をする認定・専門看護師がいない

（2）外部環境

機会：精神単科の専門医療の提供，平成28年の病棟建て替え，病棟編成を行う

脅威：立地条件，交通の便が悪い，病院が古くアメニティが不備

3．課題の明確化

1）戦略の抽出（クロスSWOT分析）

積極的戦略：精神科の専門性を活かした病棟運用を行い，地域移行支援を促進する。

差別化戦略：多職種チームによる退院支援システムを構築し，地域移行支援を行う。

弱み克服策：病棟の建て替えに伴って効率的な病棟集約を行い，病床稼働率を上げる。

最悪事態回避策：精神科の閉鎖的イメージチェンジを図ったPRを行い，患者確保に努める。

2）戦略テーマの決定

あるべき姿は「精神科病棟の特殊性を活かした地域移行支援ができる体制が構築されている状態」である。そのことを踏まえ，上記の4つの戦略のうち，差別的戦略である「多職種チームによる退院支援システムを構築し，地域移行支援を行う」を戦略テーマとして取り組むことにした。

4．戦略目標の策定（バランスト・スコアカード）

1）戦略手法

ロバート・S・キャプランとデビッド・ノートンが開発したバランスト・スコアカード（BSC）を使用し，戦略目標に取り組むこととした。BSCは4つの視点から構成されており，戦略が可視化されるという特徴を持っている。

2）戦略マップと戦略目標

①学習と成長の視点で「看護師が地域移行支援ができる知識・技術を習得する」こ

表11-2：スコアカード

	戦略目標	重要成功要因（CSF）	重要業績評価指標（KPI）	数値目標
財務の視点	長期入院患者の地域移行支援により在院日数が短縮され，病床稼働率が上がる	地域移行できた長期入院患者数が増える	・平均在院日数 ・長期入院患者数 ・救急受け入れ患者数 ・病床稼働率	・在院日数248日以下 ・5年以上入院患者が3人以上退院 ・病床稼働率90％以上を維持
外部顧客の視点	患者が入院時から地域移行支援を受け，地域で生活できることにより顧客満足度が向上する	患者が地域での生活を継続でき，顧客満足度が向上している	・地域移行した患者数 ・再入院率の低下 ・患者満足度	・自宅退院率60％以上 ・再入院率25％以下
内部顧客の視点	受け持ち患者の退院支援にかかわり，地域移行支援をすることで職員満足度が向上する	看護師が受け持ち患者への地域移行支援ができたという満足感を得ることができる	・看護師満足度調査結果 ・教育委員会研修後アンケート調査	・看護師がかかわることができた評価50％以上 ・教育内容について満足度80％以上
業務プロセスの視点	多職種が連携・協働し，地域移行支援するシステムを構築する	多職種が連携し，地域移行支援ができる退院支援プログラムが構築され，実践できる	・地域医療連携室会議の運用の活用 ・退院支援プログラムの作成 ・多職種患者カンファレンス開催回数・訪問看護件数の増加	・退院支援プログラムの作成・多職種によるカンファレンス開催件数1人の患者月1回以上 ・退院前訪問看護件数月1回以上（各部署）
学習と成長の視点	看護師が地域移行支援ができる知識・技術を習得する	地域移行支援にかかわる教育プログラムを企画して，看護師が知識・技術を習得し，地域移行支援ができる	・院内教育プログラムの企画・運営・評価の実施 ・退院支援プログラムの作成・活用 ・退院支援の成果発表	・地域移行支援の教育企画の開催年4回 ・長期入院患者の退院支援の実施件数 ・研修生1人1患者

とにより，②業務プロセスの視点「多職種が連携・協働し，地域移行支援するシステムを構築する」が達成され，さらにこの業務プロセスの視点により，③内部顧客の視点「受け持ち患者の退院支援にかかわり，地域移行支援をすることで職員満足度が向上する」が達成されるとした。そして，内部顧客の視点により，④外部顧客の視点「患者が入院時から地域移行支援を受け，地域で生活できることにより顧客満足度が向上する」を達成させるとした。そして最終的に，⑤財務の視点「長期入院患者の地域移行支援により在院日数が短縮され，病床稼動率が上がる」を達成させるとした。

重要成功要因（CSF），重要業績評価指標（KPI），数値目標については，**表11-2**を参照にされたい。

3）行動計画（アクションプラン）

（1）学習と成長の視点

戦略目標である「看護師が地域移行支援ができる知識・技術を習得できる」では，

看護部長が，平成26年2月に平成27年度の看護部院内教育計画に地域移行支援の教育プログラム企画を立案し，教育委員会に提案する。教育企画担当者として地域医療連携室係長（看護師長）を推薦し，3月の看護師長会議で提示し，教育計画に導入する。教育企画内容は，年4回とし，認知レベルと実践面に分け，研修生は，地域移行支援を1人の患者を通し実践し，3月に成果発表を行う。教育委員会としては，年間最終評価を実施する。

（2）業務プロセスの視点

　戦略目標である「多職種が連携・協働し，地域移行支援するシステムを構築する」では，平成27年12月に院内研究発表会で，看護部長が病院職員へ今後の課題と目標を提示する。平成28年3月に副看護部長が地域医療連携室係長と共に地域医療連携室会議の年間活動計画を立案する。現状の退院支援状況について把握し，4月の地域医療連携室会議で年間活動計画を提示し，病棟リンクナースが前期（9月）までにプログラムを作成する。各病棟師長はリンクナースが個人の目標を業績評価に活かせるよう支援・協力する。5月から7月は，リンクナースが活動計画に沿ってプログラムを作成する。地域医療連携室係長が進捗状況を適宜確認し，支援を行う。9月にプログラムを完成する。10月から平成29年2月までリンクナースと多職種が協働し，プログラムを活用した退院支援を行う。3月に地域医療連携室の活動計画の最終評価を行う。

（3）外部・内部顧客の視点

　戦略目標である外部顧客の視点「患者が入院時から地域移行支援を受け，地域で生活できることにより顧客満足度が向上する」では，地域移行支援できた患者が，看護師からの支援を受けたか退院後の訪問看護時，外来受診時に訪問看護師，外来看護師が聴取するとした。内部顧客の視点「受け持ち患者の退院支援にかかわり，地域移行支援をすることで職員満足度が向上する」については，教育委員会研修後アンケート調査および看護師満足度調査を実施し，評価するとした。

▶結語（展望）

　精神科医療において，入院患者の地域移行支援は最重要課題であり，精神科疾患患者への疾病教育，日常生活の自立の支援を多職種が連携・協働していくことが重要である。看護部のトップマネジャーとして，看護部門がその調整的役割，中心になることが必要であり，リーダーシップを発揮し，目標を達成していきたい。

参考文献
1）渡邉孝雄，小島理市，佐藤美香子：医療の生産性向上と組織行動，診断と治療社，2010.
2）井部俊子，中西睦子：看護経営・経済論，日本看護協会出版，2015.
3）西村克己：ロジカルシンキング，中経出版，2012.
4）中央社会保険医療協議会（2015. 10. 23開催）：総会報告書，厚生労働省

➡ プレゼンテーション用のパワーポイントをP.209〜214で紹介します

1. はじめに（背景）

精神科単科で，入院から退院後の生活支援が継続できる機能を有した病院

⬇

入院患者の在院日数が長期，再入院率が高く地域移行支援が不十分

⬇

精神科の入院患者は病院で最期まで看るという医療従事者の意識
精神科の閉鎖的イメージ・職場風土

⬇

精神科病棟の特殊性を活かした地域移行支援ができる体制が構築されていない

⬇

そこで，**精神科病棟の特殊性を活かした地域移行支援ができる体制を構築**する

---

2. 自組織の概要

病院の概要

精神科単科　314床
　精神科救急・慢性期・認知症
　薬物依存・医療観察法・身体合併症
　地域医療連携室（訪問看護）
　デイケア（大規模）

看護部の概要

看護師数　186人
　平均在院年数　17.1年
　平均年齢　　　45.2歳
　離職率　　　　9.3%
　3交代勤務

病院の現状

平均入院患者数　　285.5人
病床稼働率　　　　90.9%
患者平均年齢　　　61歳
5年以上入院患者　51人（18.2%）
（10年以上入院患者　23人）

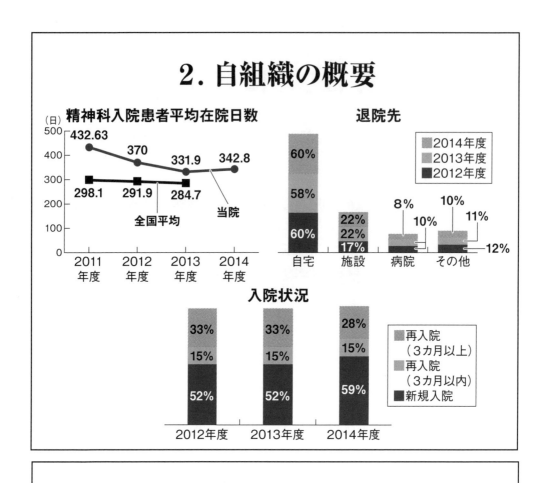

2. 自組織の概要

精神科入院患者平均在院日数

(日)
500
432.63
400 370
331.9 342.8
300
298.1 291.9 284.7
200
100
0

全国平均　当院

2011年度　2012年度　2013年度　2014年度

退院先

2014年度
2013年度
2012年度

自宅：60% / 58% / 60%
施設：22% / 22% / 17%
病院：8% / 10% /
その他：10% / 11% / 12%

入院状況

	2012年度	2013年度	2014年度
再入院（3カ月以上）	33%	33%	28%
再入院（3カ月以内）	15%	15%	15%
新規入院	52%	52%	59%

3. 目的・意義

精神科病棟の特殊性を活かし，
入院患者の退院支援を推進し，
精神疾患患者が，地域社会で
生活できる体制を構築する。

4．ロジックツリー

```
                          ┌─ 退院支援プログラムが構築
          看護師に患者の      │   されていない
          地域移行支援の    │
          認識が不足してお  ┤
          り，知識・技術     │
          を習得していない   └─ 地域移行支援の院内教育プ
                                ログラムが構築されていない
入院患者の在
院日数が長く，
地域移行支援                ┌─ 病棟間連携がうまくできて
が十分にでき                │   いない
ていない                    │
          病院全体で多職    │
          種による地域移   ┼─ 多職種（チーム医療）が十
          行支援ができてい  │   分に連携できていない
          ない              │
                            └─ 地域医療連携室の活動が
                                強化されていない
```

5．SWOT分析

	強み（S）	弱み（W）
内部環境分析	専門性のある病棟構成である 精神科看護経験豊富な看護師が多い 身体合併症病棟（肺結核）がある 看護師の離職率が低い 多職種の人材が多い 看護学生の実習受け入れが多い	在院日数が長い・退院先確保困難 再入院率が高い・患者の高齢化 外来，地域医療連携室の看護師不足 デイケアの参加者が増加しない 地域移行支援が確立されていない 多職種連携不足
	機会（O）	脅威（T）
外部環境分析	精神科単科の専門病院である 薬物依存・医療観察法病棟・認知症病棟を有している 精神科病院が急性期を撤退している 平成28年2病棟の建て替え，病棟編成が行われる	立地条件，交通の便が悪い 病院が古く，アメニティが不備 精神科の閉鎖的イメージが強い 精神科医師が不足（病院勤務の減少） 退院先施設，家族の受け入れが悪く退院できない

6. クロスSWOT分析

		外部環境分析	
		機会	脅威
内部環境分析	強み	積極的戦略（強み×機会） 精神科の専門性を生かした病棟運営を行い，地域移行支援を促進する	差別化戦略（強み×脅威） 多職種チームによる退院支援システムを構築し，地域移行を行う
	弱み	弱み克服策 （弱み×機会） 病棟の建て替えに伴って効率的な病棟集約を行い，病床稼働率を上げる	最悪事態回避策（弱み×脅威） 精神科の閉鎖的イメージチェンジを図ったPRを行い，患者確保に努める

7. バランスト・スコアカード

	戦略目標	重要成功要因（CSF）	重要業績評価指標（KPI）	数値目標
財務の視点	長期入院患者の地域移行支援により在院日数が短縮され，病床稼動率が上がる	地域移行できた長期入院患者数が増える	・平均在院日数 ・長期入院患者数 ・救急受け入れ患者数 ・病床稼働率	・在院日数248日以下 ・5年以上入院患者が3人以上退院 ・病床稼働率90%以上を維持
外部顧客の視点	患者が入院時から地域移行支援を受け，地域で生活できることにより顧客満足度が向上する	患者が地域での生活を継続でき，顧客満足度が向上している	・地域移行した患者数 ・再入院率の低下 ・患者満足度	・自宅退院率60%以上 ・再入院率25%以下
内部顧客の視点	受け持ち患者の退院支援にかかわり，地域移行支援をすることで職員満足度が向上する	看護師が受け持ち患者への地域移行支援ができたという満足感を得ることができる	・看護師満足度調査結果 ・教育委員会研修後アンケート調査	・看護師がかかわることができた評価50%以上 ・教育内容について満足度80%以上
業務プロセスの視点	多職種が連携・協働し，地域移行支援するシステムを構築する	多職種が連携し，地域移行支援ができる退院支援プログラムが構築され，実践できる	・地域医療連携室会議の運用の活用 ・退院支援プログラムの作成 ・多職種患者カンファレンス開催回数・訪問看護件数の増加	・退院支援プログラムの作成・多職種によるカンファレンス開催件数1人の患者月1回以上 ・退院前訪問看護件数月1回以上（各部署）
学習と成長の視点	看護師が地域移行支援ができる知識・技術を習得できる	地域移行支援にかかわる教育プログラムを企画して看護師が知識・技術を習得し，地域移行支援ができる	・院内教育プログラムの企画・運営・評価の実施 ・退院支援プログラムの作成活用 ・退院支援の成果発表	・地域移行支援の教育企画の開催年4回 ・長期入院患者の退院支援の実施件数 ・研修生1人1患者

8. アクションプラン（学習と成長の視点）

戦略目標 看護師が地域移行支援できる知識・技術を習得できる

日時	アクションプラン	担当者・評価
2016年2月	平成28年度教育計画に「地域移行支援」プログラムを教育関係者と共に作成する。	看護部長・副看護部長・教育担当師長・地域医療連携室係長
2016年3月	「地域移行支援」の教育企画（案）を看護師長会議で提示し、承認を得た後、教育委員会に提示する。平成28年度教育計画に導入する。	看護部長・教育担当看護師長 看護師長会議・教育委員会
2016年4・6・10月 2017年2月	教育計画の実施（4回/年）・多職種協働企画とする。 各部署から研修生が自主的に参加する（リンクナースとして地域連携室会議と連携する）。	教育担当看護師長・地域連携室係長・教育委員会担当者 研修日・教育委員会
2016年9月	教育計画の中間評価・修正を行う。	
2017年2月	教育企画の成果発表会で、1年間を通し地域移行支援を行った事例を1つ発表する。	看護部長・副看護部長・教育担当師長・地域医療連携室係長 教育委員会・看護師長会議
2017年3月	年間計画の最終評価を行い、次年度の教育計画を立案する。	

8. アクションプラン（業務プロセスの視点）

戦略目標 多職種が連携・協働し、地域移行支援ができる

日時	アクションプラン	担当者・評価
2015年12月10日	地域育支援システム構築について病院職員に提示する。	看護部長 院内研究発表会
2016年3月	地域医療連携室会議の年間活動計画・目標を設定する。各病棟の退院支援プログラムの状況把握・退院支援プログラムの作成計画立案・前期までに作成。	看護部長・副看護部長・地域医療連携室係長 担当者会議
2016年4月	地域医療連携室会議で年間計画を提示し、委員の目標・目的を共有する。リンクナース会で個人目標、業績評価に生かせるよう指導する。看護師長への支援・協力を依頼する。	看護部長・地域医療連携室係長 地域医療連携室会議・師長会議
5月～7月	計画に沿って退院支援プログラムを作成する。委員会で進捗状況を報告し、共有する。多職種の連携・協働作業を支援する。	地域医療連携室係長・リンクナース・委員
9月	退院支援プログラムを完成させ、前期中間評価を行う。	地域医療連携室会議
10月～2017年2月	病棟リンクナースが多職種と協働し、退院支援プログラムを活用した地域移行支援を行う。	
2017年3月	委員会活動を報告し、年間評価を行う。	看護部長・地域医療連携室委員 地域医療連携室会議

8. アクションプラン（外部・内部顧客の視点）

戦略目標 入院時から地域移行支援を受け地域で生活できる

日時	アクションプラン	担当者・評価
2016年3月	幹部に目標を提示する。 地域移行支援が看護部の目標に掲げることを提示する。	看護部長 幹部会議・看護師長会議
2016年9月	患者満足度調査，教育中間評価，教育アンケート調査を実施する。	看護師長・教育担当師長 病棟会・教育委員会
2017年3月	地域移行支援できた患者が看護師から支援を受けたか，退院後訪問看護時に聴取する。	地域医療連携室係長 外来師長 訪問看護時・外来受診時
	看護師が地域移行支援の成果が出せたか，教育研修後アンケート調査・業績評価時の面接で聴取する。	教育・地域医療連携室係長・看護師長 教育委員会・業績評価面接時

誰もが災害対応ができる体制づくり
～災害リンクナースへの支援～　　　　東京都立広尾病院　岡崎　庸

はじめに

基幹災害拠点病院であり，災害時には多数傷病者を受け入れる使命がある。年1回の大規模災害訓練には，院外からの見学者が毎年150人程度参加する。

⬇

災害看護が好きでやりたくて集まっている看護職員が多い。

⬇

訓練は，各職場の災害リンクナース・災害係が主に対応している。それ以外の職員は積極的には参加しない人もいる。

⬇

基幹災害拠点病院として，現状のレベルでは災害時の対応に不安!!

⬇

基幹災害拠点病院の職員として，誰もが災害時に十分な対応ができる体制を構築する必要がある。

病院概要

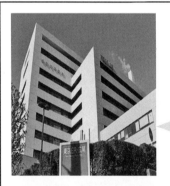

病床数　　478床
看護職員数　　480人
☆重点医療
①救急災害医療　　②心臓病医療
③脳血管疾患医療　　④島嶼医療
基幹災害拠点病院

〈災害拠点病院〉
災害発生時に災害医療を行う医療機関を支援する病院

〈基幹災害拠点病院〉
全域の災害拠点病院の機能を強化するための訓練・研修機能を有する病院

災害	支援内容
東日本大震災	DMAT派遣・羽田空港SCU設置・他院からの患者の受け入れ 医療救護班派遣
大島土砂災害	DMAT派遣・大島医療センター入院患者全員受け入れ

日程	訓練
平成27年9月1日	内閣府大規模地震時医療活動訓練（DMAT参集拠点）
平成27年11月	NBC災害・テロ対策研修（厚生労働省）　　etc.

目的・意義

基幹災害拠点病院の職員として，誰もが災害時の対応ができる体制をつくる必要がある。

> 『災害時に患者を守れますか？』
> 普段できないことは，災害時はできない
> 「いつか来る日」に備える

災害対応　WHYロジックツリー

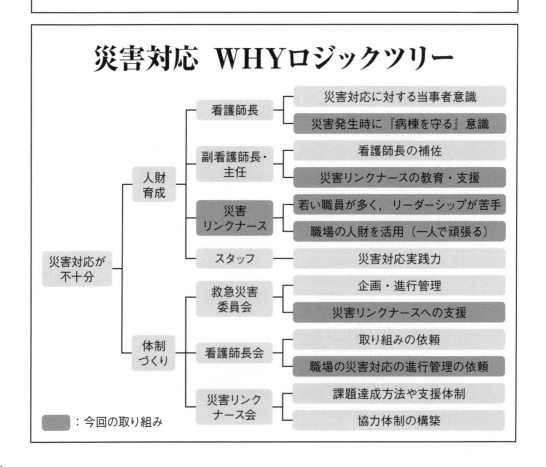

災害対応 HOWロジックツリー

災害リンクナースの支援体制の整備

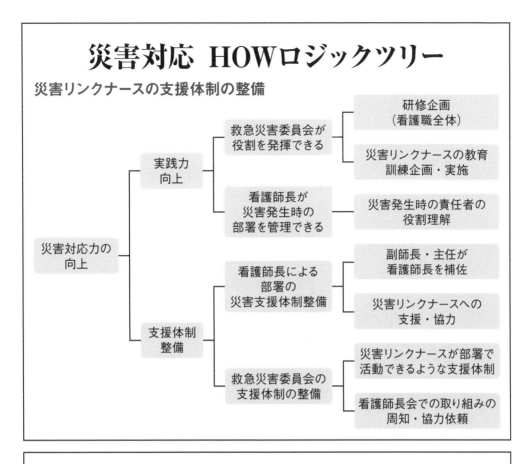

災害対応力の向上

- 実践力向上
  - 救急災害委員会が役割を発揮できる
    - 研修企画（看護職全体）
    - 災害リンクナースの教育訓練企画・実施
  - 看護師長が災害発生時の部署を管理できる
    - 災害発生時の責任者の役割理解
- 支援体制整備
  - 看護師長による部署の災害支援体制整備
    - 副師長・主任が看護師長を補佐
    - 災害リンクナースへの支援・協力
  - 救急災害委員会の支援体制の整備
    - 災害リンクナースが部署で活動できるような支援体制
    - 看護師長会での取り組みの周知・協力依頼

SWOT分析

	強み（S）	弱み（W）
内部環境	S1：基幹災害拠点病院（都内に2施設）	W1：災害対応のための予算が少ない
	S2：研修環境が整っている（病院・看護部）	W2：院内の看護職員は大規模訓練を見たことがない人もいる!?
	S3：「災害に強い病院」としての知名度	W3：院内職員の研修・訓練の積極的な参加が少なめである
	S4：定着した大規模災害訓練（150人程度の見学者）	W4：看護職員の中には災害に対する危機感が低い人もいる
	S5：救命救急と専門性の高い総合診療基盤	W5：実践力を上げる役割を担う災害リンクナースが役割を十分に発揮できていない
	S6：島嶼医療の基幹病院としての存在感	W6：設備の老朽化・物資の備蓄，医師・看護師の充足，発災時の緊急登院体制などの面で改善する点も多い
	機会（O）	脅威（T）
外部環境	O1：災害に関する研修への派遣・参加依頼が多い	T1：「災害看護学部」新設大学の増加（当院は教育施設を持っていない）
	O2：自然災害が増加→国民の防災に対する意識の向上	T2：災害学の専門家がいる大学病院が都内には多い
	O3：災害看護学への関心の高まり・学部の新設増加	T3：基幹災害拠点病院に名乗りを上げている病院がある
	O4：東京オリンピックに向けて「オリンピック指定病院」	T4：病院激戦区であり，急性期病床が多い地域である

クロスSWOT分析

		\multicolumn{2}{c}{外部環境分析}	
		機会	脅威
内部環境分析	強み	積極的戦略（強み×機会） 整備された研修環境を活かし，実践的でかつ通常業務の中に取り入れられる研修体制を構築する	差別化戦略（強み×脅威） 基幹災害拠点病院の職員であることにプライドを持ち，臨床での災害対応実践力を習得する
	弱み	弱み克服策（弱み×機会） 災害リンクナースを中心に，気軽にまたは勤務時間内に参加できる研修を構築し，できるだけ多くの職員が参加する（対応能力の向上） ⇒いきなり災害シミュレーション	最悪事態回避策（弱み×脅威） 看護師長主導の部署で実施する研修とし，多くの職員が研修に参加し，災害に備える ⇒部署ごとの訓練（災害リンクナースへの支援）

BSC（KPIと数値目標）

	戦略目標	重要業績評価指標（KPI） Key Performance Indicator	数値目標
顧客の視点	災害リンクナースが，部署の看護職員の災害に対する実践力がアップしたという実感が持てる（満足感）	災害リンクナースの目標達成度（看護職員の実践能力向上）目標達成度　100%	1つ以上 100%
業務プロセスの視点	看護職員が災害対応実践能力を向上できる	防災訓練チェック表の○の項目数／全項目数（%）	85%
		【いきなり災害シミュレーション】 防災訓練チェック表の指揮命令と安全項目の○の数／11項目（%）	80%
		災害訓練時の看護師長の参加回数	2回以上
		災害リンクナースへのアンケート項目の肯定的評価「支援された」	100%
		救急災害委員会メンバーの支援回数	各部署2回以上
		評価表による評価の伸び率（前期・後期の比較）	10%以上
成長の視点 学習と	災害対応能力の向上のための基礎知識・技術を習得できる	各職場の防火・防災訓練取り組み回数	各部署2回以上
		災害リンクナースの研修参加回数 （災害研修Ⅳ・オープンキャンパス）	2回以上

BSC（アクションプラン）

	日程	責任者 （管理者・専任担当者）	現場（看護師長・副師長・主任・災害リンクナース）
		アクションプラン	
内部顧客の視点	①7月 ②10月 ③1月 ④1年間	①活動計画作成後の面接 ②中間評価後の面接 ③4半期ごとのデータ管理 ④各部署看護長への働きかけ（サポート体制・ポジティブフィードバック依頼）	①勤務表調整（看護師長，副師長，主任） ②災害リンクナースへのサポート体制づくり（看護師長，係，前任者） ③計画実行（災害リンクナース），目標達成支援 ④救急災害委員の担当者によるサポート
業務プロセスの視点	①訓練PT時 ②8月 ③④9〜10月 ⑤5月，10月 ⑥シミュレーション実施時 ⑦10月，2月 ⑧10月 ⑨8月，12月 ⑩適宜進行管理 ⑪年間	①災害訓練の概要について災害リンクナースに説明 ②各部署での訓練実施状況を確認 ③各部署からの防災訓練チェック集計 ④集計結果のフィードバックと改善項目強化の呼びかけ ⑤評価表「指揮命令」「安全」の強化について説明 ⑥「いきなり災害シミュレーション」について周知 ⑦各部署での訓練実施状況を確認 ⑧各部署からの防災訓練チェック集計と結果フィードバック ⑨各部署の災害対応環境のチェック ⑩部署の災害環境の弱みを検討し，対策を講じる ⑪各部署の防災設備を確認する	①災害リンクナースは説明を受け，部署での活動計画を立案 ②訓練の実施とチェック表に基づく評価 ③防災訓練チェック表提出 ④チェック結果から対策案の検討と実施 ⑤説明を受け災害訓練準備と実施（災害リンクナース） ⑥「いきなり災害シミュレーション」について救急災害委員会で周知・現場での実践・評価 ⑦救急災害委員の評価担当者の部署決定 ⑧各部署での評価とフィードバック（評価担当者） ⑨各部署1つ以上課題を改善する
学習と成長の視点	①5月 ②10月，2月	①救急災害委員会・災害リンクナース会にてシミュレーションについての説明 ②災害リンクナースの年間活動計画後の面接・評価	①シミュレーションに向けた勤務調整 ②災害リンクナース会にて年間計画発表 ③シミュレーションの実施と評価，課題を明確にする
	①5月 ②7月，9月，1月 　11月，2月 ③毎月	①年間の公開講座を提示 ②各部署の研修参加者の把握 ③キャリアパス委員と情報交換し，研修評価を把握	①年間計画に沿った研修生の選出 ②研修の動機付け ③災害基幹拠点病院の職員として災害看護の知識の普及

アクションプランの進行管理

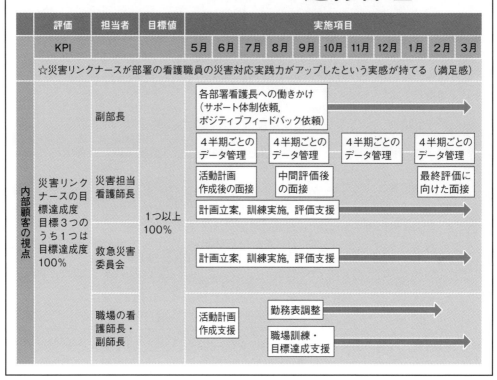

評価	担当者	目標値	実施項目											
KPI			5月	6月	7月	8月	9月	10月	11月	12月	1月	2月	3月	

☆災害リンクナースが部署の看護職員の災害対応実践力がアップしたという実感が持てる（満足感）

内部顧客の視点 — 災害リンクナースの目標達成度 目標3つのうち1つは目標達成度100% — 1つ以上 100%

副部長: 各部署看護長への働きかけ（サポート体制依頼, ポジティブフィードバック依頼）

災害担当看護師長: 4半期ごとのデータ管理 / 4半期ごとのデータ管理 / 4半期ごとのデータ管理 / 4半期ごとのデータ管理 ; 活動計画作成後の面接 / 中間評価後の面接 / 最終評価に向けた面接 ; 計画立案, 訓練実施, 評価支援

救急災害委員会: 計画立案, 訓練実施, 評価支援

職場の看護師長・副師長: 活動計画作成支援 ; 勤務表調整 ; 職場訓練・目標達成支援

災害対応において看護管理者が果たす役割

☆基幹災害拠点病院の看護職員としての役割を果たせる人財の育成
- 現状分析・日々の教育・研修・訓練
- 現実に即したマニュアルの整備
- 多職種との連携

『災害時に患者を守れますか？』
普段できないことは，災害時はできない
「いつか来る日」に備える

病院が存続するための月平均夜勤72時間を
死守できる体制の構築～子育て中の看護職員の活用～

医療法人社団医凰会　並木病院　高野紀子

はじめに

平成24年度から平成27年度上半期までに，子育中の看護職員が2割から3割を占めるようになり，

さらに育児休暇復帰後の勤務形態が，日勤常勤や非常勤になるケースが8割を占めるようになった。

その結果，夜勤をする看護職員が減ってきたため，

平成25年より夜勤専従看護師2人を配置し，月平均夜勤72時間をクリアしてきた。

しかし，月平均夜勤72時間要件が満たせないことがあった。

このことから，病院が存続するために，子育て中の看護職員の夜勤復帰を促し
10対1看護配置基準継続のための月平均夜勤72時間を死守する仕組みを構築する。

目的・意義

病院が存続するために，子育て中の看護職員の夜勤復帰を促し，
10対1看護配置基準継続のための月平均夜勤72時間を死守する
仕組みを構築する。

並木病院の概要

所在地	埼玉県所沢市
病院の役割	在宅療養支援病院
病床数	178床：一般病棟38床　特殊疾患病棟58床　療養病棟82床2単位
病床利用率	91.2%（一般病棟79.5%）
診療科・外来患者数	14科・150人/日
看護配置基準	一般病棟10対1　特殊疾患病棟10対1　療養病棟20対1
看護職員数	92人
看護職員平均年齢	41歳
看護職員離職率	7.9%
保育室	24時間稼働　保育士6人

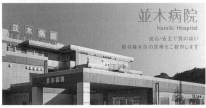

埼玉県は人口10万人対
就業看護師数
全国47都道府県中
最下位

厚生労働省（2013）：平成24年衛生行政報告例（就業医療関係者）の状況，
厚生労働省Webサイト，www.mhlw.go.jp/toukei/saikin/hw/eisei/12/.../h24_gaikyo.pdf（2015．10．24）

夜勤ができる看護職員の総数減少とその要因

夜勤ができる看護職員数と子育て中の看護職員数

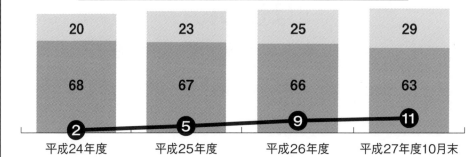

- 子育て中の看護職員数
- 看護職員数
- ● 育児休暇後復帰後夜勤ができなくなった看護職員合計数

	平成24年度	平成25年度	平成26年度	平成27年度10月末
子育て中の看護職員数	20	23	25	29
看護職員数	68	67	66	63
育児休暇後復帰後夜勤ができなくなった看護職員合計数	2	5	9	11

夜勤ができなくなった理由
- 初産で育児休暇後の勤務であり，夜勤をする自信がない
- 育児休暇後で，夜勤ができるか不安である
- 子どもが病気をした時，身近に子どもを預けることのできる親族がいない
- 育児休暇明けのため，子育てとの両立が不安である
- 家族が夜勤を反対している

月平均夜勤72時間が取れない要因分析
Whyロジックツリー

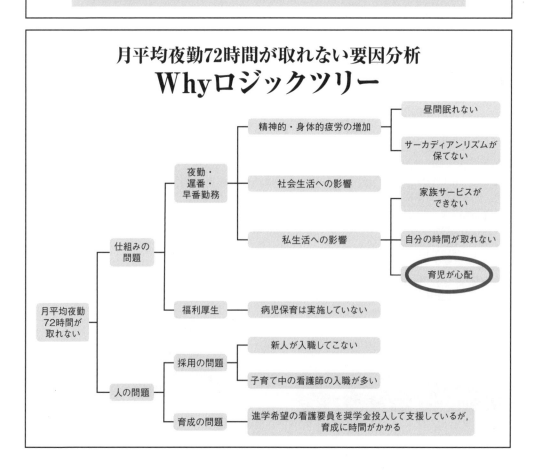

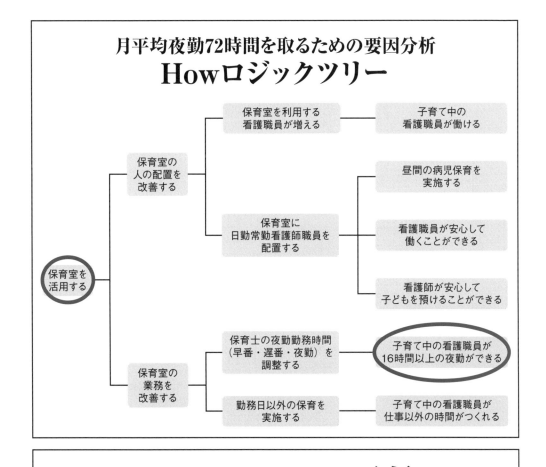

月平均夜勤72時間を取るための要因分析
Howロジックツリー

```
保育室を          保育室の          保育室を利用する          子育て中の
活用する          人の配置を        看護職員が増える          看護職員が働ける
                 改善する
                                   保育室に              昼間の病児保育を
                                   日勤常勤看護師職員を    実施する
                                   配置する
                                                        看護職員が安心して
                                                        働くことができる

                                                        看護師が安心して
                                                        子どもを預けることができる

                 保育室の          保育士の夜勤勤務時間      子育て中の看護職員が
                 業務を            （早番・遅番・夜勤）を    16時間以上の夜勤ができる
                 改善する          調整する

                                   勤務日以外の保育を        子育て中の看護職員が
                                   実施する              仕事以外の時間がつくれる
```

課題の明確化①：SWOT分析

	S：強み	W：弱み
内部環境	1．24時間保育室稼働している 2．看護要員の教育支援体制（奨学金制度，貸付金制度など）が充実している 3．看護職員の離職率が低い（平成26年度7.9％，一般病棟5.5％）	1．離職率が低いことで，看護職員の平均年齢（41歳）が上昇している 2．子育て中の看護職員が3割である 3．夜勤をする看護職員が少ない 4．駅から遠い
	O：機会	T：脅威
外部環境	1．平成27年10月から看護職員の離職時等の看護協会への届け出制度が開始された	1．施設が乱立（患者および患者予備軍の囲い込み）してきている 2．近隣病院に増床計画（一般急性期）がある⇒看護職員流出の危機 3．埼玉県は将来的に看護師数が減少する傾向にある（現在人口10万人当たりの看護職員数が全国最下位）。

課題の明確化②：クロスSWOT分析

		外部環境分析	
		O：機会	T：脅威
内部環境分析	S 強み	積極的戦略（S1×O） 保育室があることの強みを生かして，子育て中の看護職員が夜勤ができるように保育室の体制を整え，月平均夜勤72時間を死守する	差別化戦略（S2×T1・2・3） 奨学金制度と貸付金制度を希望する看護要員を募集し，育成する
	W 弱み	弱み克服策（W3×T1・2・3） 夜勤ができる看護職員が少ないことから賃金体制を整備する	最悪事態回避策（W3×T2） 近隣の増床病院によって夜勤ができる看護職員の流出に備え，夜勤ができる看護職員の支援体制を強化する

BSC（KPIと数値目標）

	戦略目標	CSF（重要成功要因）	KPI（重要業績評価指標）	数値目標	アクションプラン
財務の視点	収益を維持する	一般病棟の医業収益が維持されている	・一般病棟の医業収益	・現状維持100%	
外部顧客の視点	良質な看護の提供により，顧客満足度を向上させる	良質な看護の提供により顧客満足度が向上している	・顧客満足度	・「顧客満足度調査」で5段階の3以上が80%以上	
内部顧客の視点	子育て中の看護職員が夜勤ができる体制の構築により，職員満足度を向上させる	・子育て中の看護職員が夜勤のできる保育環境が整備されている ・夜勤のできる体制が整い，職員満足度が向上している ・子育て中の看護職員との面談により，支援されている	①子育て中の看護職員が夜勤ができる保育室環境の整備数 ②職員満足度 ③子育て看護職員の面接実施率	①2個以上/年 ②80%が良看護職員 ③100%面接3回/年	→
業務プロセスの視点	子育て中の看護職員が夜勤ができる体制を構築する	・子育て中の看護職員が夜勤のできる体制のプロジェクトが開催されている ・夜勤のできる体制マニュアルが作成されている	①子育て中の看護職員が16時間以上の夜勤ができる体制プロジェクトの立ち上げと開催数 ②夜勤ができる体制マニュアルの作成	①プロジェクト会議1回/月 ②マニュアル年内作成完了	
学習と成長の視点	月平均夜勤72時間の知識と意識の向上を図る	夜勤についての研修会が開催されている	①看護職員の研修会開催 ②研修会参加率	・6回/年 ・院内研修80%以上参加	

アクションプラン①

戦略目標		アクションプラン	平成27年度				平成28年度							
			12月	1月	2月	3月	4月	5月	6月	7月	8月	9月	10月	11月
学習と成長の視点	月平均夜勤72時間の知識と意識の向上を図る	①研修会の企画　担当：看護部長	1日					中間評価						戦略評価
		②研修会の開催・看護職員研修（年6回）担当：看護部長　部長補佐		10日		10日		10日		10日		10日		10日
業務プロセスの視点	子育て中の看護職員が夜勤ができる体制を構築する	①病院長・事務長へ説明し，承認を得る　担当：看護部長	1日					中間評価						戦略評価
		②看護部管理者会議・所属長会議・保育室会議で趣旨を説明する　担当：看護部長	1日 7日											
		③プロジェクトチームを立ち上げる　担当：看護部長	15日											
		④プロジェクトチームでマニュアルを作成する　担当：看護部長・プロジェクトチーム	21日											
		⑤体制を構築し，実施する（年12回）担当：看護部長・プロジェクトチーム	毎月15日 →											

アクションプラン②

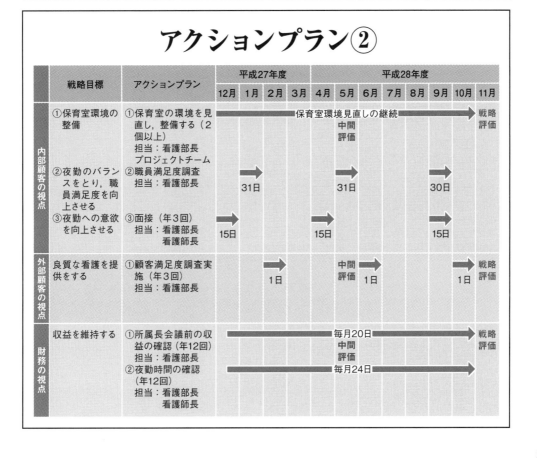

戦略目標		アクションプラン	平成27年度				平成28年度							
			12月	1月	2月	3月	4月	5月	6月	7月	8月	9月	10月	11月
内部顧客の視点	①保育室環境の整備　②夜勤のバランスをとり，職員満足度を向上させる　③夜勤への意欲を向上させる	①保育室の環境を見直し，整備する（2個以上）担当：看護部長　プロジェクトチーム	保育室環境見直しの継続 →					中間評価						戦略評価
		②職員満足度調査　担当：看護部長		31日				31日				30日		
		③面接（年3回）担当：看護部長　看護師長	15日				15日				15日			
外部顧客の視点	良質な看護を提供をする	①顧客満足度調査実施（年3回）担当：看護部長			1日			中間評価	1日				1日	戦略評価
財務の視点	収益を維持する	①所属長会議前の収益の確認（年12回）担当：看護部長	毎月20日 中間評価 →											戦略評価
		②夜勤時間の確認（年12回）担当：看護部長　看護師長	毎月24日 →											

225

結語

　組織の課題を分析し，「看護管理実践計画書」を作成し行動することで子育て中の看護職員が保育室を利用し夜勤要員となれば，10対1看護配置基準のための月平均夜勤72時間が死守でき自院が存続できる。そして，大切な看護職員の健康を守ることができる。私は看護部のトップマネジャーとして，病院が生き残るために今後も今いる人材を活用し，環境に合わせた新たな目標を定め，そのための戦略マネジメントを継続的に実践し，環境の変化に組織を適合させていく。

引用文献
1）厚生労働省（2013）：平成24年衛生行政報告例（就業医療関係者）の状況，厚生労働省
　Webサイト，http://www.mhlw.go.ip/toukei/saikin/hw/eisei/12dl/h24_gaikyou.pdf（2015. 10. 24）
2）日本看護協会（2015）「日本看護サミット2015 本会主催で初開催 看護労働政策を議論」『協会ニュース』
　2015年9月15日，p.1

参考文献
1）井部俊子，中西睦子他：看護管理者学習テキスト第2版 第3巻看護マネジメント論2015年度刷，日本看護
　協会出版会，2015.
2）渡邉孝雄，小島理市，佐藤美香子：医療の生産性向上と組織行動 黒字経営へのプロセス改革，診断と治
　療社，2010.

新病院開院を目指し働きやすい職場風土の醸成
〜3・4年目看護師の定着を図るために〜

聖マリアンナ医科大学病院　本舘教子

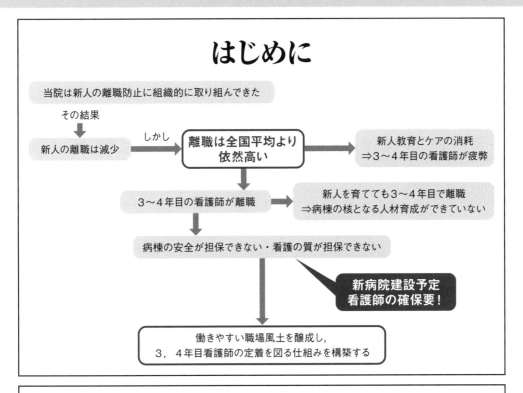

はじめに

当院は新人の離職防止に組織的に取り組んできた

その結果

新人の離職は減少 ── しかし → 離職は全国平均より依然高い → 新人教育とケアの消耗 ⇒3〜4年目の看護師が疲弊

3〜4年目の看護師が離職 → 新人を育てても3〜4年目で離職 ⇒病棟の核となる人材育成ができていない

病棟の安全が担保できない・看護の質が担保できない

新病院建設予定　看護師の確保要！

働きやすい職場風土を醸成し，3，4年目看護師の定着を図る仕組みを構築する

自組織の概要

【病院の概要】
所在地：神奈川県川崎市宮前区　開設：昭和49年2月
特定機能病院
病床数：1,034床（稼働病床数）
診療科：30科
　　：病棟数26病棟
　　：救命救急・熱傷センター
　　：夜間急患センター
　　：総合周産期母子医療センター
　　：腫瘍センター
外来患者数：2,300人/日　稼働率：87%
平均在院日数：13日（平成26年度実績）

【病院の特徴】
高度先進医療
特定機能病院
エイズ拠点病院
災害拠点病院，DMAT指定病院
がん診療連携拠点病院
脳死判定，臓器移植病院

【看護部の概要】
看護単位：34　看護師数：1,061人
補助者：74人
クラーク：3人　看護職員総数1,285人
勤務体制：2交代勤務
看護配置基準：7対1
看護方式：固定チーム継続受け持ち制
　　　　　モジュール型継続受け持ち制
電子カルテシステム
離職率：12%（結婚・転勤・超過勤務）
3，4年目看護職員離職率：37%

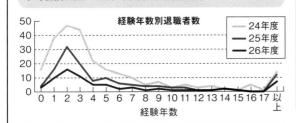

経験年数別退職者数

24年度
25年度
26年度

経験年数

目的・意義

新病院開院を目指し，働きやすい職場風土を醸成し，3～4年目看護職員の定着を図る

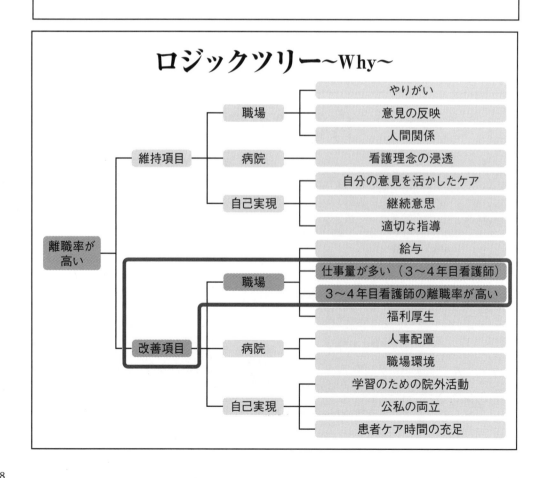

ロジックツリー～Why～

- 離職率が高い
  - 維持項目
    - 職場
      - やりがい
      - 意見の反映
      - 人間関係
    - 病院
      - 看護理念の浸透
    - 自己実現
      - 自分の意見を活かしたケア
      - 継続意思
      - 適切な指導
  - 改善項目
    - 職場
      - 給与
      - 仕事量が多い（3～4年目看護師）
      - 3～4年目看護師の離職率が高い
      - 福利厚生
    - 病院
      - 人事配置
      - 職場環境
    - 自己実現
      - 学習のための院外活動
      - 公私の両立
      - 患者ケア時間の充足

SWOT分析

〈内部環境分析〉　　強み（A）	弱み（B）
A1　副部長などによる現場支援が充実している	B1　大学卒の入職者の割合が低い（25.5%）
A2　チーム医療が活性化している（多職種協働の意識）	B2　3〜4年目の超過勤務が多い
A3　目標管理が継続されている	B3　3〜4年目の退職者が多い
A4　専門・認定看護師が47名在職している	B4　病棟間の経験別構成割合に差がある
A5　経験のある定年者の再雇用がある	B5　看護実践能力の低い看護師がいる
A6　副師長をリスクマネジメントナースとして配置している	B6　法人内の看護学校からの入職者が少なくなった
A7　がん領域，クリティカル領域のケアが充実している	B7　退院後の後方病院・施設が不足している
A8　スキンケアチームの活動が定着・強化されている	B8　職員満足度調査の結果，仕事量が多い，家庭とのバランスが取れないという回答が多かった
A9　管理部門に安全専任師長を配置し，強化されている	B9　新病院建設を控えているが，看護職員の確保が未定である
A10 新病院建設が決定した（平成29年4月着工）	
A12 専門看護師，認定看護師実習の受け入れを実施している	
A13 看護部として院外教育活動を行っている（年間20件の執筆活動，39人が院外講師を担当）	

〈外部環境分析〉　　機会（C）	脅威（D）
C1　日本看護協会が夜勤負担軽減と長時間労働の是正を目指す方針の提示した	D1　不適応型・現代型うつの看護師が増加傾向にある
C2　県内看護系大学が新設された	D2　少子高齢化により，さらに看護師の確保が難しくなる
	D3　消費税増税による支出が増加する

クロスSWOT分析

Ⅰ．強みと機会で積極的戦略	Ⅲ．強みと脅威に対し差別化戦略
A10×C2 新病院建設をアピールし，新設された看護系大学からの大卒看護職求人を行う	A2・4・7・8・12×D2 看護職員の教育・支援体制を活用し，少子高齢化による看護師不足に備える
Ⅱ．弱みと機会を利用した弱み克服策	**Ⅳ．弱みと脅威で最悪事態回避策**
B1×C2 看護系大学の新設を機会に大卒看護職員の割合を高め，看護実践能力を強化する	B2・3・9×D2 少子高齢化により看護師不足となり，新病院建設時，さらに3〜4年目の看護師が不足する事態を克服するように，3〜4年目の看護師の定着を図る

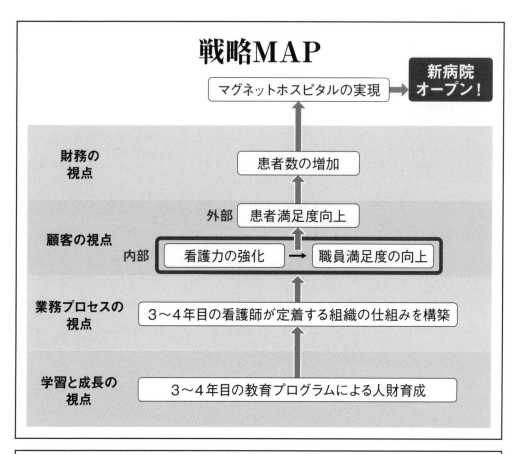

戦略MAP

新病院オープン！

マグネットホスピタルの実現

財務の視点	患者数の増加
顧客の視点	外部 患者満足度向上
	内部 看護力の強化 → 職員満足度の向上
業務プロセスの視点	3〜4年目の看護師が定着する組織の仕組みを構築
学習と成長の視点	3〜4年目の教育プログラムによる人財育成

BSC	戦略目標	重要成功要因（CFS）	重要業績評価指標（KPI）	数値目標
財務の視点	看護力のアップにより，新規患者数を増加させる	看護力アップにより，新規患者数が増加する	・新規入院患者数 ・ベッド利用率	・新規患者数10％アップ ・ベッド稼働率90％
外部顧客の視点	看護力のアップにより，患者満足度を向上させる	患者のニーズに沿ったケアが実現し，患者満足度が向上する	・患者満足度調査 ・患者様の声	・全項目で前年度比アップ ・意見380件/年
内部顧客の視点	3〜4年目の看護師が定着して看護力がアップし，職員満足度が向上する	・3〜4年目の看護師が定着している ・超過勤務が少ない ・看護力がアップし，職員満足度が向上している	・看護職員離職率 ・超過勤務時間 ・看護職員満足度調査	・離職率11％ ・前年度比より1時間減 ・下位3項目前年度よりアップ
業務プロセスの視点	3〜4年目の看護師が定着する仕組みをつくる	・キャリアローテーションのシステムが開発・運用されている ・ラダー別・経年別教育プログラムが開発・運用されている	・キャリアローテーションシステムの開発 ・ラダー別・経験別教育プログラムの開発・運用	ラダー別・経年別教育プログラム・キャリアローテーションシステムが開発され，年内に実施
学習と成長の視点	3〜4年目教育プログラムにより，看護実践能力を向上させる	・3〜4年目看護師の教育プログラムが再構築され，看護実践能力が向上する ・3〜4年目看護師の経験別構成割合が均等になっている	・研修会参加率 ・研修後満足度 ・経年別看護師構成割合	・経年別研修会参加率100％ ・研修後満足度95％ ・経験別看護師構成割合で3〜4年目看護師が均等になる

アクションプラン1

【看護部目標】
新病院開院を目指し，働きやすい職場風土を醸成して3〜4年目看護職員の定着を図る

視点	アクションプラン	成果指標	目標値	責任者担当者	4〜6月	7〜9月	中間評価	10〜12月	1〜3月	最終評価
学習と成長の視点	3〜4年目教育プログラムにより，看護実践能力を向上させる	研修参加率 参加者の満足度	100% 95%が満足する	教育担当副部長 5つの教育委員会，専門・認定看護師チームが担当	各委員会に方針を説明（教育担当副部長） プログラム作成 → 部長補佐会議で進捗管理（第3月曜日） → 研修会実施 → 参加後アンケート評価 →					経年別研修会参加率100% 研修後満足度95%

アクションプラン2

視点	アクションプラン	成果指標	目標値	責任者担当者	4〜6月	7〜9月	中間評価	10〜12月	1〜3月	最終評価
業務プロセスの視点	3〜4年目の看護師が定着する仕組みをつくる	ラダー別・経年別教育プログラム	プログラム完成・実施	教育担当副部長	教育プログラムについては，アクションプラン1参照 →					ラダー別・経年別教育プログラムが完成し，実施される
		キャリアローテーションシステム構築	システム構築・稼働	総務担当副部長	キャリアローテーションシステム検討 →	キャリアデザイン提出・面接 →		ローテーション開始 →		キャリアローテーションシステムが稼働する
				看護ケア質評価会議が担当 師長連絡会で進捗確認	進捗管理を師長連絡会で実施（第2木曜日） →					
		経験別看護師の構成割合	経験年数別看護師構成割合の均等化（3〜4年目）	総務担当副部長 BM会議担当	新入職者の構成割合の均等化	3〜4年目看護師の異動計画		3〜4年目看護師の異動		経験別看護師構成割合が病棟ごとに均等になる（3〜4年目）

アクションプラン3

視点	アクションプラン	成果指標	目標値	責任者 担当者	4～6月	7～9月	中間評価	10～12月	1～3月	最終評価
内部・外部顧客の視点	3～4年目の看護師が定着し職員満足度が向上する	職員満足度	昨年度下位3項目ポイント上昇	総務担当副部長	対応策の実施			職員満足度調査実施・分析評価	次年度重点課題の決定と対策立案	職員満足度調査の下位3項目のポイントが昨年度より上昇する
	患者満足度を向上させる	患者満足度	施設設備以外の項目上昇	定着促進委員会評価 看護ケア質担当 会議担当 安全管理担当師長	各セクションから業務改善項目を提出			患者満足度調査実施		患者満足度が昨年度より上昇する（施設・設備以外)
		患者からの意見	昨年度比10%意見が減る(380件/年)	業務担当副部長	患者意見集計・対応 改善策の実行		PDCAサイクル確認			昨年度比10%意見が減る(380件)
		超過勤務時間	超過勤務時間16時間/人/月	ブロック会議が担当		超過勤務時間調査実施	上半期ベストプラクティス部署の発表		超過勤務時間調査実施 年間ベストプラクティス部署の発表	昨年度より、超過勤務時間が1時間減る(平均1人当たり16時間)
		離職率	離職率11%	師長連絡会で進捗確認	進捗管理を師長連絡会で実施(第2木曜日)					離職率11%となる

地域との連携強化により病床を適切に運営する仕組みの構築

国保直営総合病院 君津中央病院 秦野康子

はじめに

 背景 2025年を見据えた国の社会保障制度の見直し
「病院完結型」から「地域完結型」へのシフトが提示された

安定した経営・地域急性期病院の
ステータスシンボルとして

> *診療密度⇒DPC対象病院が入院患者に提供する診療行為を出来高点数に換算し「1日にどれだけの密度の診療活動を行っているか」を測るもの。この値の高さは「DPC病院Ⅱ群」に入るための実績要件の一つ。「診療行為」「平均在院日数」「疾患構成」が計算に反映。

▶ 基礎係数医療機関群Ⅱ群を目指す

平均在院日数は短縮したが
1日当たりの患者数が減少⇒**病床利用率が低下した**

▶ 自分の使命⇒病床管理部次長

▶ 地域との連携を強化し，病床を適切に運営する仕組みの構築を行う

国保直営総合病院 君津中央病院の概要

- 千葉県南部に位置する
  人口33万人の君津保健医療圏に位置する基幹・中核病院
  地域医療支援病院・災害拠点病院・DPC算定病院

- 病床数：661床（一般：502床，小児：46床，結核：18床，緩和：20床，ICU：18床，HCU：16床，NICU：41床）

- 看護職員数：674人

- 看護配置基準：7対1　看護配置基準・看護必要度　18%

月次決算報告書より

	平成23年度	平成24年度	平成25年度	平成26年度	平成27年度
病床利用率	86.8%	86.1%	83.5%	83.6%	82%
平均在院日数	13.6日	12.9日	13.0日	12.8日	12.8日
1日平均入院患者数	574人	569人	552人	553人	542人
1日平均外来患者数	1,178人	1,199人	1,184人	1,154人	1,120人 H27. 4/1〜8/31

目的・意義

地域の基幹・中核病院として，地域と連携を強化し，病床を適切に運営する仕組みを構築する

要因分析I
WHYツリー（原因追究ツリー）

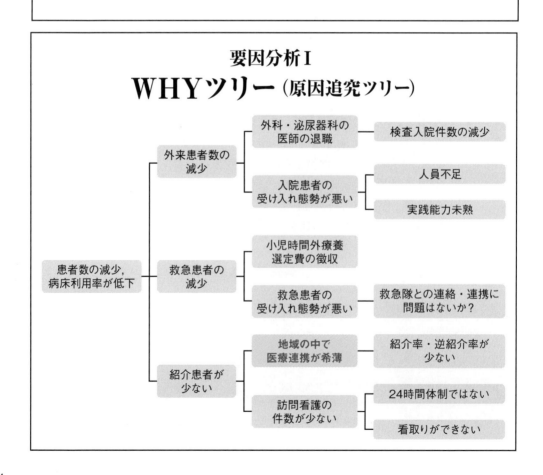

要因分析Ⅱ
HOWツリー（問題解決ツリー）

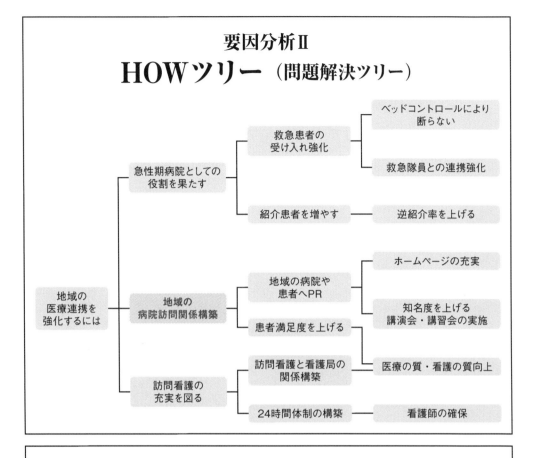

地域の医療連携を強化するには	急性期病院としての役割を果たす	救急患者の受け入れ強化	ベッドコントロールにより断らない
			救急隊員との連携強化
		紹介患者を増やす	逆紹介率を上げる
	地域の病院訪問関係構築	地域の病院や患者へPR	ホームページの充実
			知名度を上げる講演会・講習会の実施
		患者満足度を上げる	
	訪問看護の充実を図る	訪問看護と看護局の関係構築	医療の質・看護の質向上
		24時間体制の構築	看護師の確保

当院の環境分析Ⅰ SWOT分析

Strength（強み）	Weakness（弱み）
S1 君津医療圏で唯一の高度急性期病院 ・がん・急性心筋梗塞及び脳卒中などに対応 S2 高度専門医療の実施 ・高度な手術の実施など高機能病院としての役割 S3 高機能病院として地域でのブランド力あり ・医療や介護施設との連携あり S4 研修医が集まっている S5 分院を有し急性期から地域包括まで可能 ・地域包括ケアまで幅広い患者をカバーできる	W1 保健医療圏からの流出患者が多い ・外科・腎臓，泌尿器等医師不足による流出患者増 W2 手術・検査待ちや未稼働施設活用が低い ・設備有効活用や需要が見込める機能を補強 W3 患者減による大幅な損益の低下 ・病床利用率の低下 W4 医師，看護師，医療従事者の確保難 ・必要診療科医不足や地域事情による人材難
Opportunity（機会）	Threat（脅威）
O1 地域医療構想の策定 ・医療機関の機能分化と基金などによる促進策 O2 高齢化率の上昇による介護，医療需要増 ・介護需要の大幅増加，医療需要も微増傾向 O3 急性期病床，回復期病床の再編 O4 分院連携による患者の受け渡し推進 ・病床機能分化による連携	T1 少子高齢化による医療介護費用の抑制 ・医療費適正化計画の推進（在院日数短縮） T2 病床機能分化による高度急性期医療縮小 ・病床過剰による縮小要請や補助金の可能性 T3 保健医療圏の脆弱な医療インフラ ・医師，看護師や医療施設の不足 T4 自治体の財政難の可能性 ・負担金の縮小や関係市との合意形成の困難 T5 高齢化進展による独居や生活保護の増加 ・受け入れ先の困難度が高く，社会問題化の恐れ

当院の環境分析Ⅱ　クロスSWOT分析

		外部環境分析	
		機会	**脅威**
内部環境分析	**強み**	積極的戦略（強み×機会） • 君津医療圏で唯一の高機能病院として地域での役割を果たす • 地域の病院や分院との連携により幅広い患者層をカバーし増患する	差別化戦略（強み×脅威） • 急性期医療と回復期機能（分院）の機能分化を明確にして高齢化による医療需要に備える • 少子高齢化に向けて，高機能病院としての役割をアピールする
	弱み	弱み克服策（弱み×機会） • 地域医療連携を強化して，公立病院としての役割を果たす • 地域との関係構築により，増患を図り病床利用率を上げる	最悪事態回避策（弱み×脅威） • 外科・泌尿器科の医師を確保して，君津医療圏からのさらなる患者流出を回避する • 在院日数の短縮による患者数の減少を増患により回避する

戦略マップ
地域の基幹・中核病院としての役割遂行・存続

財務の視点
地域連携強化と提供する医療・看護の質の向上により増患し，収益がアップする

外部顧客の視点（患者・家族）
患者・家族，地域住民の満足度の向上

内部顧客の視点（職員）
職員のモチベーションのアップで質の向上

業務プロセスの視点
地域・他施設との関係構築・スムーズな入院・退院支援の仕組みを構築

学習と成長の視点　看護実践能力の向上と経営に関する知識の習得

BSC バランスト・スコアカード

視点	戦略目標	CSF（重要成功要因）	KPI（重要業績評価指標）	数値目標	アクションプラン
財務の視点	地域から選ばれる病院となり、病床利用率が上がる	地域から選ばれる病院となり、病床利用率が上がっている	・病床利用率のアップ	・病床利用率84%以上	
外部顧客の視点	地域と連携が密になることによって地域密着型の病院となり、患者満足度・住民満足度が向上する	地域と連携が密になることで地域密着型の病院となり、患者満足度・住民満足度が向上している	・患者満足度 ・住民満足度 ・アンケート調査	・60項目 ・満足（良い）〜普通 ・80%以上が評価	
内部顧客の視点	地域との連携により在宅支援が円滑となり、看護満足度が向上する	地域との連携により在宅支援が円滑となり、看護満足度が向上している	職務満足度	前年度より、満足度の向上全項目60%以上	
業務プロセスの視点	地域との連携を強化し、病床を適切に運営する仕組みを構築する	・地域との連携ができている ・地域との連携による病床を適切に運営される仕組みが構築されている	・他施設訪問 自施設PR ・地域との連携マニュアルの作成	・施設訪問 1施設/月 年内に作成 ・紹介率 40%以上 ・逆紹介率 65%以上	
学習と成長の視点	地域連携・経営についての知識を習得し、地域住民と講習会などで交流を持つ	・地域連携・経営研修会に参加している ・地域との交流のための講習会が開催されている	・地域連携研修会への参加率 ・地域との交流講習会の開催	・研修会参加率80% ・4回/年 講習会実施	

アクションプラン

視点	日程	アクションプランの実施	実施者	評価
財務の視点	毎日 毎月	• 病床利用率の推移を分析する • 月次決算報告資料を分析する	病床管理室長 病床管理部	数値目標の達成度評価
外部顧客の視点	11月〜12月 毎月	• 患者満足度調査実施 • 「声」投書分析・回答	経営企画課 業務改善員会	前年度との比較により，行動計画の修正
内部顧客の視点	12月	• 職務満足度調査実施	師長・係長WG （職務満足向上担当）	前年度との比較分析
業務プロセスの視点	月1回 12月 2月 12月 12月〜3月	• 施設訪問（1施設ずつ） • 医療講演会（医師） • 保健・看護講習会 • 患者受け入れルートを一本化する（行政） • 地域連携マニュアルを作成する	地域連携室 医師（科別） 看護師（認定看護師） 病床管理部 （病床管理室長） 病床管理部 （病床管理室長）	講演会 アンケート結果 4月より運用し実施後修正
学習と成長の視点	12月 2月	• 近隣のケアマネジャーとの意見交換会を開催する • 経営に関する研修会を開催する	退院支援チーム 師長・係長WG （施設基準・経営担当） 医事課・経営企画課	参加率 アンケート結果

おわりに

1. 地域医療連携の強化（地域との関係構築）
   - 近隣の他施設訪問
   - 市民講座などへの参加

2. 自施設の医療・看護の質の向上
   - 患者・職員満足度調査の実施
   - 看護実践能力の向上

3. 地域の総合病院としての役割遂行
   - 救急患者，転院・紹介患者の受け入れルートの一本化
   - 経営状況についての情報提供・研修会の実施

小児の成人移行期支援を円滑に行うための
システムの構築

東京都立小児総合医療センター　河上淳子

はじめに

小児医療の背景

　成人年齢に達する小児期発症慢性疾患患者が増加傾向にあり，患者の自立性や成人病院の受け入れ体制などのさまざまな問題により成人期医療への移行が進まない現状がある。小児期において，自分の病気を理解し，主体的に診療に増加できるように準備と支援が必要である。

現状と課題

　平成25年より移行期看護外来がスタートしたが，現在院内の移行期支援WGが組織的に運営されず，対象診療科の拡大が図れていない状況にある。そのため移行期対象患者に自立支援が十分に行われていない。
　そこで，小児の成人移行期支援を円滑に行うためのシステムの構築に取り組む。

組織概要

東京都における
小児医療の拠点病院

- 病床数　　　　561床
- 病棟数　　　　からだ　10病棟，
　　　　　　　　こころ　7病棟
　　　　　　　　NICU　24床，GUU　48床
　　　　　　　　（母子総合周産期医療センター）
　　　　　　　　PICU　10床，HCU　12床（こども救命事業）
- 病床稼働率　　78.1％（からだ　82.5％，こころ　70.5％）
- 平均在院日数　18.7日（からだ　13.3日，こころ　108.1日）
- 外来患者数　　680.9人/日
- 手術件数　　　3,877人/年
- 救急患者数　　38,000人/年
- 職員数　　　　看護師　617人，医師　137人，保育士　23人
　　　　　　　　事務　38人，コメディカル等103人，計926人

目的

小児移行期患者が成人期医療へ円滑に移行するために，成人移行期支援システムの構築に取り組む。

現状分析 (WHYロジックツリー)

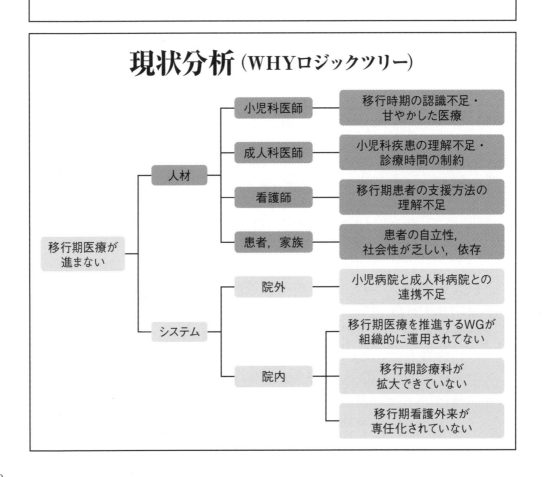

現状分析 (SWOT分析)

内部環境　S：強み	内部環境　W：弱み
・平成25年より移行期看護外来を開始した ・内分泌科，腎臓内科，血液腫瘍科が移行期対象患者を選定している ・小児内分泌科医師が隣接の成人病院と連携し，小児患者が移行している実績がある ・移行期看護師　非常勤定数1が付いた	・外来患者のうち20歳以上約1,000人（平成25年10月から3カ月間） ・2年半で移行支援延患者数35人 ・診療科が拡大されていない ・担当看護師が3人 ・移行期看護外来が専任化されていない ・移行期支援WGが組織的に運用されていない
外部環境　O：機会	外部環境　T：脅威
・小児慢性特定疾病児童成人移行期医療支援モデル事業に参加（平成27～28年度） ・隣接に成人病院がある	・20歳以上の小児慢性疾患患者数は，年間約1,000人増加している ・うち半数が継続的に治療が必要とされている ・3人に1人の病状が進行している

課題の明確化 (クロスSWOT分析)

	機会	脅威
	積極的戦略	差別化戦略
強み	隣接する成人病院と連携してコンセンサス形成を行い，移行期支援体制を構築していく。	小児内分泌科医師を窓口に成人科医師と連携を推進強化していく。
	弱み克服策	最悪事態回避策
弱み	移行期医療支援モデル事業に参加することにより，院内の移行期支援体制を整える。	増加する成人期患者に備え，移行期支援WGを組織化し，対象疾患を拡大し，移行期支援体制を強化する。

脅威に備え，院内体制を強化していく

戦略目標 (BSC)

	戦略目標	KPI	数値目標
財務の視点	新患の増加により，外来収益を上げる	新患患者数	3診療科，前年度3％アップ
外部顧客の視点	自立支援の推進により，患者満足度を向上させる	患者自立度（ヘルスリテラシーの獲得度）	病気知識度，自己管理能力が上がる
業務プロセスの視点	**移行期支援を円滑にする仕組みをつくる**	・移行支援WG組織化 ・疾患別移行支援プログラムの作成 ・移行期看護師の専任化	・毎月開催 ・3疾患 ・看護外来毎日実施
学習と成長の視点	**移行期支援に関する知識・技術を向上させる**	移行期支援看護師の育成数	3人

業務プロセスのアクションプラン
(システム化)

日時	アクションプラン	実施者・評価
2016. 01	移行期支援WGの組織化，（診療科拡大して6診療科選定），隣接成人病院との移行期支援委員会の定例化	人材担当副院長 看護科長
2016. 02	移行期支援WGの開催（隔月） 移行支援状況、対象疾患の検討 移行チェックリスト・サマリーの作成	内分泌科部長 外来看護師長 対象疾患の決定
2016. 01～03	疾患別移行支援プログラムの作成 （糖尿病，ネフローゼ，循環器）	各診療科医長 外来看護師長 3疾患 完成
2016. 04	移行期看護外来実施日 （月曜～金曜）	移行期看護師 専任化
2016. 06	移行期医療の講演会開催 隣接の成人病院へ公開	内分泌科部長 外来看護師長

学習と成長のアクションプラン
（看護師育成）

日時	アクションプラン		実施者・評価
2015. 11	ステップ1	移行期医療・移行期看護外来についての学習会	外来看護師長 知識確認
2015. 12	ステップ2	模擬事例でロールプレイの実施	外来看護師長 チェックリスト
2016. 01	ステップ3	移行期看護外来の陪席	外来看護師長 支援の確認
2016. 02	ステップ4	移行期看護外来準備 移行期患者の情報取集，医師との打ち合わせ	外来看護師長 患者情報収集

まとめ

　成人年齢に達する小児慢性疾患患者が増加している現状から，成長発達に合わせた生活支援や健康教育は，看護師の重要な役割になっている。時期を逸することなく，子どもの未来に向けて医療を提供していくために，医師・看護師が協働して，移行期支援のシステム構築に取り組むことが急務である。

　また，入院中においても移行期医療を視野に入れたケアを行い，外来と病棟が連携し，患者家族と共に移行支援プログラムをつくり，成人移行期支援の推進を図っていく。

参考文献
1）武井修治：平成18年度厚生労働科学研究費補助金（子ども家庭総合研究事業）20歳を超えた旧小児慢性特定疾患治療研究事業対象患者野医療・社会的実態に関する研究
　http://www.shouman.jp/reseach/pdf/06_18/18_04.pdf（2015年11月5日閲覧）
2）武井修治，白水美保，佐藤ゆき，加藤忠明：小児慢性疾患におけるキャリーオーバー患者の現状と対策（総説），小児保健研究，66（5），P.623 ～ 631，2007.
3）水口雅：平成26年度厚生労働科学研究費補助金（成育疾患克服等次世代育成基盤研究事業）慢性疾患に罹患している児の社会生活支援ならびに療育生活支援に関する実態調査およびそれらの施策の充実に関する研究

他職種との業務分担適正化による外来看護体制の再構築

昭和大学病院　吉田雅子

はじめに

区南部—2025年の65歳以上の高齢化比率は24%に増加

病院の機能分化・病院完結型から地域完結型医療への転換

高度急性期病院における重症患者の増加
外来での濃厚な治療処置・在宅指導・意思決定支援の重要性

現状は外来部門における役割・業務分担が推進されず，
看護師は事務的作業に追われ直接業務に専念することが困難
→患者への支援不足

他職種との業務分担を適正化し，
外来看護体制を再構築することで患者支援を充実させる

昭和大学病院の概要

病床数	815床
病床利用率	86.0%
平均在院日数	12.7日
外来患者数	平均1,564人/日
診療科	36診療科
配置基準	7対1
看護師数	約1,000人
外来看護師数	61人（時短・パート10人含む）
外来看護師ラダー：ラダー2・3が65%	
看護補助者	8人
クラーク数	7人
外来看護師超過時間数	平均8時間
外来構造	2フロアー，集合受付と各科受付

〈外来業務の状況〉①
- 初診の問診
- 患者指導／IC同席・意思決定支援
- 処置・ケア
- 緊急入院の申し送り

〈外来業務の状況〉②
- 外来各ブースに事務員の配置がない
  ・周辺業務を看護師が実施
- 電話対応
  ・外線—予約などに関する問い合わせ
  ・内線—医事関連の問い合わせ
  　　　—薬剤関連の問い合わせ
  →看護師が取り次ぎ医師に確認
  　100件/日以上
- 薬物療法に関する指導

目的・意義

他職種との業務分担を適正化し，
外来看護体制を再構築することで，
患者支援を充実させる

ロジックツリー（要因分析）

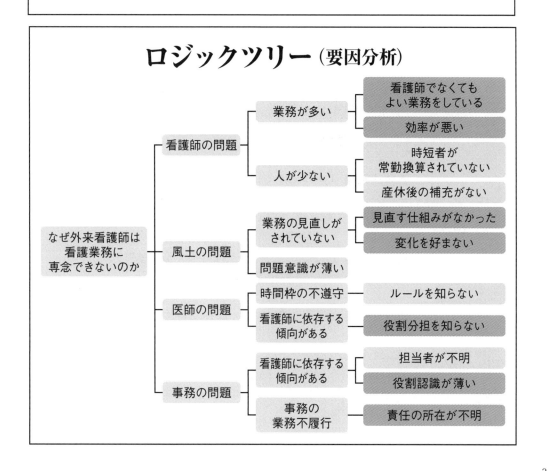

SWOT分析（組織分析）

内部環境	外部環境
Strength：強み • 外来看護師のラダーは2以上が65％と高く，複数診療科に対応できる • 専門性の高い人材を確保している（CN・CNS） • 36診療科（複雑な病態にチームで対応） • 24時間，365日の診療対応	**Opportunity：機会** • 電子カルテの導入が2年後 • 近隣附属病院の統合が2年後（199床） • 病院機能の分化により重症患者が増加 • 外来事務職員の全面委託化 • 地域包括ケアの推進
Weakness：弱み • 外来での患者指導・支援が不十分 • 看護師は電話・事務作業に時間を費やしている • 事務職員の配置に偏りがある • 外来業務体制の見直しがされていない • 紙カルテのため，情報共有に時間を要する • 外来待ち時間の苦情がある • 外来診療体制について検討する場がない	**Threat：脅威** • 入院基本料7対1の厳格化 • 同医療圏に特定機能病院がある • 近隣に高度急性期病院がある • 同医療圏内に慢性期機能の病院が少ない

クロスSWOT分析（組織分析）

		外部環境	
		機会	**脅威**
内部環境分析	**強み**	**積極的戦略（強み×機会）** 専門性の高い看護師（CN・CNS）により，今後増加する外来の重症患者に適切な看護が提供できるように備える	**差別化戦略（強み×脅威）** CN・CNSを活用し，専門的かつ困難事例に早期に適切に対応できる看護外来の構築
	弱み	**弱み克服策（弱み×機会）** 外来における他職種との業務分担の適正化を促進し，効率化を図ることで，高度急性期病院の役割を果たす	**最悪事態回避策（弱み×脅威）** 入院基本料7対1の重症度，医療・看護必要度の重症の基準を満たす患者の割合を維持し，減収を回避する

外来のあるべき姿

〈外部顧客〉

- アクシデントがない

- 外来通院中の問題が把握され，適切な時期に必要な支援が受けられる
- 通院中のセルフケアが評価され，必要時再指導が受けられる

- 必要時専門・認定看護師からのマネジメントと支援が受けられる。
- 外来・病棟・地域で連携し継続したケアが受けられる
- 診療・対応にお待たせしない
- 予定時間内に治療が終了する

- 看護ケア・指導の不足があり，通院中のセルフケア不足がある
- 告知や意思決定時の支援不足がある

〈内部顧客〉

- 外来看護にやりがいが持てる
- 患者対応に必要なゆとりがある
- 看護業務に専念できる体制が整備されている

- ジェネラリストとして多診療科に対応できる能力を持っている
- 実践能力に応じた業務分担がされている
- 休憩が適切な時間に取れる

- 何かをやり遂げている実感→3.1
- 患者と対応するのに業務上必要な時間が取れる→2.9

取り組みの優先順位

●重要度：

●緊急度（タイミング）：

社会情勢の変化に加え
当院の状況（組織の方針）
→電子カルテ導入による業務のフローの変化
→附属病院統合に向けた体制整備
→総合相談センター・退院支援部門の強化
　サポートセンター化

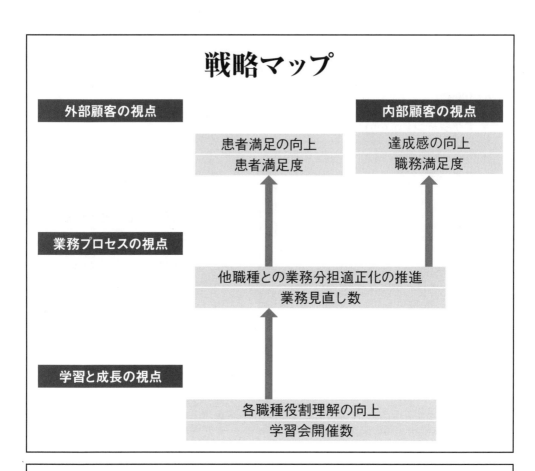

BSC

	戦略目標	重要成功要因	KPI	目標値
外部顧客の視点	看護ケアに対する満足を向上させる	患者満足の向上	患者満足度（看護ケアに関する項目）	4.4
内部顧客の視点	看護ケアの実施により達成感を向上させる	職務満足の向上	職務満足度（達成感の項目）	3.2
業務プロセスの視点	外来看護師が看護業務に専念できる体制をつくる	他職種との業務分担適正化の推進	業務見直し数	分析後決定
学習と成長の視点	各職種の役割理解を向上させる	各職種の役割理解の向上	学習会開催数	4回/年

BSC スコアカード

視点	各視点の戦略目標 重要成功要因(CSF)	重要業績評価指標(KPI)	現状値	目標値	責任者	責任者のアクションプラン		責任者が管理する現場で実行されるアクション	
顧客の視点	患者満足の向上	患者満足度(看護ケアに関する項目)	4.3	4.4	看護部長	①患者満足度調査 ②結果・分析・フィードバック	11月～12月 2月	①結果・分析の共有	2月
顧客の視点	職務満足の向上	職務満足度(達成感の項目)	3.1	3.2	看護部長	①職務満足度調査 ②結果フィードバック	11月 2月	①職務満足度調査 ②結果共有	11月 2月
業務プロセスの視点	他職種との業務分担適正化の推進	業務見直し数	なし	分析後決定	外来担当次長	①看護部内でワーキンググループ立ち上げメンバーの選出・趣旨説明 ②各ブースデータより現状分析 ③外来関連職種リーダーに現状報告 ④業務の新分担を検討・職種リーダーと連携 ⑤看護部長に承認を得る ⑥新体制について説明 ⑦評価・フィードバック ⑧評価結果の分析・方法の再検討	5月 6月 6月 7月 7月 8～9月 11月 12月	①各ブースの業務をデータ化(ワーキンググループメンバー) ②業務を分類する(有資格者業務とそれ以外) ③新分担について説明を受ける ④新体制試験運用開始 ⑤実施状況の確認巡視 ⑥評価 ⑦評価結果の共有	5月 6月 8～9月 9月 9月～11月 12月
学習と成長の視点	各職種の役割理解の向上	学習会開催数	なし	4回/年	外来担当次長	①外来関連職種に説明 ②社会情勢、医療政策、当院の病院機能について各リーダーに説明 ③各職種の役割について学習会内容を各職種リーダーと検討 ④学習会後のアンケート作成 ⑤アンケート結果分析、フィードバック ⑥担当者変更業務を引き継ぎ 新担当者への説明	5月 6月 6月 各学習会終了後 8・9・10・12月 9月	①学習会参加 ②アンケート実施 ③アンケート結果共有	7・8・9・11月 7・8・9・11月 8・9・10・12月

参考：看護管理実践報告書例

働きやすい意欲の持てる職場環境に改善するためのワークライフバランスの取り組み

東鷲宮病院　佐藤美香子

【課題とその背景】

　近年，少子高齢化による看護師労働量の減少および就業場所の多様化による需要増大など，看護師の人員確保が難しくなっている。このような状況下，私は小規模病院の看護部長をしている。そして，私の看護観は，患者の持っているパワーを最大限に引き出し，回復力を促進できる看護を提供することであり，そのような環境を整備することが私の使命と考えている。

　そのためには，十分な人材確保が必要となるが，自組織においては，労働環境が改善されず，看護師が疲弊し多くの離職者を出しかねない状況があった。

　そこで，看護部の責任者として労働環境を改善し，働きやすい意欲の持てる職場環境に改善することを責務と考え，ワークライフバランス（WLB）に取り組むこととした。

自組織の概要

　当院は，地域に根ざした200床弱の複合型病院である。病棟は急性期一般病棟，回復期リハビリテーション病棟，療養病棟で構成され，入院基本料は13対1である。看護職員の背景は，平均年齢37歳，経験年数平均10年，雇用形態は，常勤60％，非常勤40％である。また，看護職員への質問紙調査の結果，有給休暇取得日数は年平均6.4日，超過勤務時間は1人当たり月平均10時間，看護職員の8割以上が満足した看護が提供できないと回答していた。

【取り組みの目的】

　労働環境を改善し，働きやすい意欲の持てる職場環境に改善する。

【取り組んだ期間】

　2010年6月〜2012年3月

【課題達成のための計画】

　現状分析として，職場の内部環境および外部環境を分析するためSWOT分析手法を用いた。その結果，強みは「柔軟な勤務体制」「定年後の再雇用」「24時間保育支援」，弱みは「有給休暇が取得しにくい」「超過勤務時間が多い」，機会は「看護実習受け入れによる人材確保の機会」，脅威は「他病院への看護職流出」などとなっていた。さ

らに，看護職員へのヒアリング調査の結果，不満足因子は「有給休暇が取れない」「定時で帰宅できない」「満足できる看護ケアができない」などが出された。それぞれの要因についてフィッシュボーン分析を行い，「計画的に有給休暇が取れない」「有給休暇の希望日が集中してしまう」「夕方の入院のため，終業が遅くなってしまう」「持参薬の確認に時間がかかる」「点滴の調剤業務に時間を要する」「申し送りに時間がかかる」などの要因が挙げられた。

　以上のことから，あるべき姿を，「働きやすい意欲の持てる職場環境」とし，課題は「働きやすい意欲の持てる職場環境に改善するためWLBに取り組む」とした。

　このため，①有給休暇取得を向上させる（重要業績評価指標：年平均10日の取得），②超過勤務時間を削減させる（重要業績評価指標：残業平均10時間以下/月），③満足できる業務ができる体制をつくる（重要業績評価指標：職員の6割以上が満足できると回答）の3つの目標に取り組むこととした。

具体的行動計画

①2010年9月，院長・理事長にWLB委員会開設について承認を取る。【看護部長】

②2010年10月，各部署から選出されたメンバーで推進チームを結成し，WLB委員会を設立して委員長を選出し，レビンの「解凍・変革・再凍結」変革プロセスに沿って行うこととした。

③2010年12月，WLB委員会で問題点を挙げ，危機の醸成を行い，WLB委員会で具体策を考える。【WLB委員長中心】

④2011年1月，WLB委員会で決定された事項について院長・理事長の承認を取る。【看護部長】

⑤2011年2月，決定事項について各部署の承認を得，具体的行動内容について周知させる。【WLB推進メンバー】

⑥2011年3月，具体策を実行する。

⑦2011年4月からは，月1回のWLB委員会で進捗状況を確認する。

⑧2012年2月，WLBの取り組みについて院内で発表し，定着させる。

　以上のように立案した。

【実践経過・結果】

　看護部長としての自分の役割は，院内全体への働きやすい環境づくりの提案と動機づけと考えた。まず，2010年8月，理事長・院長の承認を取った上で，2010年9月看護部から院内全体に発信し，WLB推進チームを結成した。職員参加型風土の醸成を行い，2010年12月，現場支援の取り組みをWLB推進チームで検討したところ，①有給休暇年間取得プラン表の立案と公平な取得，②遅番勤務の導入・定着の検討，③IVH調剤業務および入院時の持参薬確認業務の薬剤部への業務委譲，④申し送りの廃止な

どの具体策が挙げられた。これらは，院長・理事長の承認後，2011年2月WLB推進メンバーを通じて各部署に伝達され，2011年3月から実施することになった。進捗状況については，月1回のWLB委員会で確認しながら行った。その結果，有給休暇取得については，有給休暇年間取得プラン表を年度初めに作成し，調整することによって，集中せず公平に取得できるようになり，有給休取得は1人年平均11日となり，取り組み前より5日多く取得できるようになった。超過勤務の削減は，遅番勤務を導入することにより，夕方集中する入院業務に対応することにより，超過勤務時間が月平均9時間となり，1人当たり1時間短縮することができた。

　満足できる看護ケア体制については，取り組み後のヒアリング調査の結果，約8割が満足したケアが行えるようになったと回答していた。

【考察】

　3つの重要業績評価指数である，①年平均10日以上の有給休暇取得，②残業月平均10時間，③職員の6割以上が満足した看護業務と回答について目標を達成することができ，職場が働きやすい環境に改善できたと考える。また，今まで看護業務以外の業務で薬剤業務に多くの時間を費やしていたが，薬剤部と話し合い，IVHの調剤と入院時の持参薬確認業務を薬剤部が責任を持って実施することにより，本来の看護業務に専念でき，看護師としての満足した業務を実施できるようになったと考える。また，専門職に業務委譲することにより安全な医療を提供することができるようになったとも考える。

　以上のように，職場環境改善により，家庭と仕事のバランスを取りながら，仕事を継続できるように職場風土が変化してきた。今回の成功要因は，院長や理事長の承認を得て，病院全体として取り組んだことであると考える。

　今後の課題として，さらに職員の能力開発など意欲を向上させる取り組みが必要と考える。また，限界としては，WLBの発表会を企画していたが，自分の転職により未実施となったことである。しかし，職場は変わっても，看護師がやりがいを感じて働けるよう動機づけることが，看護管理者の役割と考えている。

地域住民に24時間安心した医療を提供するための在宅関連施設との連携体制の構築

東鷲宮病院　佐藤美香子

【課題とその背景】

　近年，本邦を取り巻く環境は医療財源の減少，少子高齢化など厳しさを増している。2025年には高齢者の急増が予測されている。さらに，社会保障人口問題調査によると，6割以上の国民が自宅療養を希望しており，住み慣れた地域で安心した医療・介護を受けられるのが理想である。そのためには，在宅で暮らす住民が罹病した時に24時間安心して受療できる環境が必要である。

　そうした状況下，地域の訪問看護ステーションや居宅施設などの利用者は，かかりつけ医が開業医であることが多く，大半の開業医が入院施設を持たないことから，入院を要する重篤な場合に困難を来している状況があった。

　自施設のビジョンは地域貢献であり，私は看護部長として，地域住民に24時間安心した医療を提供する役割があると考えた。私の看護観は患者の回復力を促進する支援を行うことである。しかし，自施設の環境は，夜間検査ができないなどの理由による診療拒否があり，地域のケアマネジャーからは医師との連携が取りづらいと指摘されていた。藤田らの先行研究によると，「円滑な連携と協働のためには，高齢者中心の生活支援，専門職の役割と限界の把握，顔の見える関係構築の3点全てが不可欠である」とされていた。

　そこで，地域住民に24時間安心した医療を提供するため，在宅関連施設との連携の仕組みを構築したので，ここに報告する。

【取り組みの目的】

　地域住民に24時間安心した医療を提供するため，在宅関連施設との連携の仕組みを構築する。

【取り組んだ期間】

　2016年1月〜2019年12月

【課題達成のための計画】

1）自施設の概要と現状把握のための調査

　自施設は，内科系急性期病棟，外科系急性期病棟，回復期リハビリテーション病棟，地域包括ケア病棟，透析センターを持つ200床弱の地域密着の複合型の医療施設である。自施設の周囲には多数の在宅関連施設が点在している。自施設との連携希望の

253

ニーズを調査するため，近隣5カ所の施設のスタッフから聞き取り調査を実施した。5カ所の在宅施設はグループ法人に病院を持っていないため，「患者が急変した時に満床などを理由に受療してもらえず困っていること」「医療知識のないスタッフが当直しているため，患者をどの時点で受診させたらよいのか分からず不安なこと」などが挙げられた。

2）組織分析

（1）ロジックツリーによる要因分析

在宅関連施設と連携ができない要因について分析したところ，スタッフの問題として「在宅でのイメージがわかない」「社会資源についての知識がない」「診療の優先度が高い」，環境の問題として「在宅関連施設との多職種の交流がない」「在宅関連施設との多職種の相互支援がない」，システムの問題として「病院スタッフと在宅スタッフの多職種が交流する仕組みがない」「病院スタッフと在宅スタッフの多職種が協働する仕組みがない」「病棟スタッフと在宅スタッフの多職種連携をリードする者がいない」などが挙げられ，在宅関連施設との明確な連携システムが整備されていないことが重要な要因であると判明した。

（2）環境分析（SWOT分析）

SWOT分析により，自施設の強みは「在宅診療を行っている」「在宅での褥瘡予防に力を入れている」「在宅医療に関心を持った看護師が多い」，弱みは「在宅の知識を持ったスタッフが少ない」，機会は「近隣の在宅施設から連携要請がある」，脅威は「生産年齢人口の減少に伴うスタッフの減少」が挙げられた。

（3）課題の明確化（戦略の策定）

あるべき姿は，地域の高齢者が24時間安心して受療できることであり，課題を「多職種スタッフを活用し，24時間安心した医療をできる在宅関連施設との連携の仕組みを構築する」とした。

【実践経過（自己の役割と行った実践を明記）・結果】

実施に当たっては，バランスト・スコアカード（BSC）の戦略手法により実践した。4つの戦略目標は次のとおりである。

①学習と成長の視点として「地域医療における病院と在宅関連施設の情報共有を図る」，重要成功要因は「情報共有の場として会議や学習会が開催されている状態」，重要業績評価指標は「情報共有会議および学習会の開催率・参加率」，数値目標は「年4回の開催率および参加率60％以上」とした。

②業務プロセスの視点として「在宅関連施設との24時間連携の仕組みをつくる」，重要成功要因は「在宅関連施設との連携の仕組みが完成している状態」，重要業績評価指標は「完成度」，数値目標は「半年以内に完成実施する」とした。

③顧客の視点として「地域の在宅関連施設から信頼される医療を提供する」，重要成功要因は「地域の在宅関連施設からの信頼度の高い状態」，重要業績評価指標は「信頼度調査の結果」，数値目標は「在宅関連施設の70％から連携が深められたと回答する」とした。

④財務の視点として「病院組織の安定した経営につながる」，重要成功要因は「広く在宅関連施設と連携が取れている状態」，重要業績評価指標は「在宅連携施設数」，数値目標は「30施設以上と連携する」とした。

そして，アクションプランとしては，ジョン・コッターが提唱した変革理論を基に8段階のステージをイメージして実施した。

私の役割は，次のとおりである。

第1段階は「危機意識を醸成する」である。具体的には，地域医療のために在宅関連施設との24時間連携の仕組みをつくることの必要性を院長に啓発し，説明した。また，"夜間患者お断り"が多発しているので，医局会で医師への協力を要請した。

第2段階の「変革推進チームをつくる」においては，「地域包括ケア委員会を立ち上げ」，院長から承認を取った。さらに，各部署長に必要性を啓発して，地域包括ケア委員のメンバーの推薦を促し，委員会に参加するように要請し，その中から委員長を決定した。委員会には，アドバイザーとして参加した。

第3段階の「ビジョンの創設」では，地域包括ケア委員会を通じて意見を募り，「安心できる地域在宅医療の提供」とした。

第4段階「推進メンバーによるビジョンの周知徹底」を各部署に促した。

第5段階の「自発的な行動を促す」においては，現地に出向き，地域の在宅関連施設に呼びかけて21施設と連携を締結した。

第6段階の「短期的な成果を生む」では，年4回会合と学習会を開催し，在宅関連施設への支援のあり方について，何に困っているのか各在宅関連施設の生の声を聞くことにより，解決策を見いだしていった。年4回の開催は定着し，在宅関連施設の参加率も70％以上となっている。また，互いの交流を促進するため，入退院支援看護師の毎月訪問，看護師による医療行為の支援指導，リハビリスタッフによるリハビリ指導，嚥下困難患者への言語聴覚士による指導を行った。また，安心した医療が受けられるように，断らない医療体制として「必ず，受ける」ことを協議し，医局会で周知徹底させた。さらに，医師には学習会の講師として参加してもらい，医師が積極的に地域医療に介入できるようにした。

第7段階の「さらに変革を進める」では，地域連携の輪を拡大していき，当初21連携施設であったものが4年後には50施設と連携の輪が広がり，「早期受療および在宅復帰を目指す在宅関連施設との連携」が構築された。

第8段階の「変革を根づかせる」では，当初夜間において断ることが常態化してい

たものが，現在では受け入れるのが当たり前のように風土が変化してきた。

目的は「地域の高齢者に24時間安心した医療を提供するため，在宅関連施設との連携の仕組みを構築する」であった。結果として，半年以内に連携構築の仕組みをつくり，連携施設を拡大させることができた。

また，在宅関連施設からの信頼度調査を実施した。その結果，病院と在宅関連施設との連携が深まったかについて，「そう思う」は60％，「まあまあそう思う」は35％で95％が肯定的に回答しており，今後希望する連携については，「施設スタッフが入院時に付き添う場合，早く返してほしい」「情報の共有をシステム化できないか」「施設のリハビリ方法を受け入れてほしい」「最後のギリギリでの看取りを行ってほしい」などの希望があった。財務の視点としても，利益率は年を追うごとにプラスとなっている。

さらに，療養病床を地域包括ケア病棟に再編したことによって，より在宅から，リハビリなどの介護支援の必要な患者や緩和ケア患者を受けられるようになってきている。

【考察】

「地域の高齢者に24時間安心した医療を提供するため，在宅関連施設との連携の仕組みを構築する」という目的に対し，結果的に50施設以上と連携することができ，課題を達成することができたと考える。その要因は次のとおりである。

第1の要因は，地域において在宅関連施設がどんどん開設される一方で，医療スキルが弱いという問題を抱えており，最悪の場合，利用者が重篤な症状を呈した時に相談を受け入れる病院がなくて困っているというニーズに地域の病院として手を差し伸べたことにより，仕組みを構築させ定着させることにつながったのではないかと考える。また，それは，病院にとっても地域から信頼される病院となるので，双方のニーズがマッチしたためと考える。

第2の要因は，各部署のスタッフや医師にも役割を担ってもらい，全員参加の形をつくったのがよかったと考える。

第3の要因としては，「できる限り患者を受け入れる」「所属長との顔の見える連携が図れた」「病院の姿勢が分かり安心した」と，調査の結果で述べられているように，施設のニーズに常に耳を傾け，年4回の地域連携会議や在宅関連施設訪問により最善の努力を行ったことがよかったと考える。

今後は，療養病床を地域包括ケア病棟に転換したことによって，より在宅から，緩和ケアやリハビリ支援の必要な患者を受け入れる体制をつくろうとしている。しかし，在宅からの直接入院患者の受け入れがまだ浸透していない現状がある。この地域包括ケア病棟を活用することにより，在宅関連施設とのさらなる連携が構築されると考えている。

第 12 章

認定看護管理者認定審査に合格するために

学習の要点

　本書をお読みになっている皆さんは，認定看護管理者認定審査に挑戦される方々だと思います。

　私は，仕事柄大勢の看護部長にお会いするのですが，認定看護管理者の資格をお持ちの方の名刺には，ご自分の名前の上に「認定看護管理者」と入っています。名刺が少し凛とした印象になりますから，ちょっとうれしくなります。私もこの資格を取得して，すぐに名刺をつくり変えていただきました。

　本章では，少しでも皆さんにお役に立てるよう，私なりに認定審査への心構えやどのような点に注意したらよいのかを説明します。

認定看護管理者 (Certified Nurse Administrator) とは

　認定看護管理者とは，公益社団法人日本看護協会が行う「認定看護管理者認定審査に合格し，管理者として優れた資質を持ち，創造的に組織を発展させることができる能力を有すると認められた者」です。日本看護協会によると，2022年2月9日現在の認定看護管理者登録者数は4,468人となっています。

▶認定看護管理者制度の目的

　多様なヘルスケアニーズを持つ個人や家族および地域住民に対して，質の高い組織的看護サービスを提供することを目指し，看護管理者の資質と看護の水準の維持・向上に寄与し，保健医療福祉に貢献すること。

▶認定看護管理者認定審査受験資格要件

【注意！】資格要件や審査内容については変更となることがあるため，必ず日本看護協会のホームページの確認をお願いいたします。

2022年 (第26回認定審査) からの
認定看護管理者認定審査受験資格要件の変更

1. 全ての受験者に通算3年以上の看護管理（看護師長相当以上）の経験を求める。
　　日本看護協会認定看護管理者規程には「看護管理者の資質と看護の水準の維持及び向上に寄与する」と規定されており，本制度の趣旨に沿う質の高い組織的な看護サービスを認定看護管理者が提供するためには，看護管理者としての経験が必要である。認定看護管理者の専門は看護管理のため，その能力をはかるための審査の受験資格要件として全ての受験者に通算3年以上の看護管理（看護師長相当以上[1]）の経験を求める。
2. 認定看護管理者教育課程サードレベル修了者以外の受験者について，看護系大学院の修士課程修了や専攻分野名を限定せず「看護管理に関連する学問領域[2]の修士以上の学位を取得している者」とする。

2021年まで		2022年以降	
看護師免許を取得後，実務経験が通算５年以上あること。		看護師免許を取得後，実務経験が通算５年以上あること。そのうち通算３年以上は看護師長相当以上[1]の看護管理の経験があること。	
要件１	認定看護管理者教育課程サードレベルを修了している者	要件１	認定看護管理者教育課程サードレベルを修了している者
要件２	看護系大学院において看護管理を専攻し修士号を取得している者で，修士課程修了後の実務経験が３年以上である者	削除	
要件３	師長以上の職位での管理経験が３年以上ある者で，看護系大学院において看護管理を専攻し修士号を取得している者	要件２	看護管理に関連する学問領域[2]の修士以上の学位を取得している者
要件４	師長以上の職位での管理経験が３年以上ある者で，大学院において管理に関連する学問領域の修士号を取得している。		

1）受験者の多くが病院に所属しており，一般的に看護管理者は看護師長以上をいう。しかし，所属先や職位を限定するものではないため「看護師長相当以上」としました。
2）新たな要件には現行の要件３，４が含まれます。様々な教育背景をもつ受験者の認定審査申請を可能とし，幅広く受験者を募ることを目的としており，専攻分野名を看護管理専攻に限定するものではありません。

【公益社団法人日本看護協会 認定部】
日本看護協会「認定看護管理者認定審査受験資格要件の変更について」（2018年３月14日）

　この認定審査に合格し，登録手続きをすると，認定看護管理者証が交付されます。

　また，この資格は終身ではありませんので，５年ごとの更新が必要です。更新審査では，主に看護管理実践の実績と自己研鑽の実績が審査されます。

教育課程の受講要件

教育課程	受講要件
ファーストレベル 105時間	1．日本国の看護師免許を有する者。 2．看護師免許を取得後，実務経験が通算５年以上ある者。 3．管理業務に関心がある者。
セカンドレベル 180時間	1．日本国の看護師免許を有する者。 2．看護師免許を取得後，実務経験が通算５年以上ある者。 3．認定看護管理者教育課程ファーストレベルを修了している者。または看護部長相当の職位にある者，もしくは副看護部長相当の職位に１年以上就いている者。
サードレベル 180時間	1．日本国の看護師免許を有する者。 2．看護師免許を取得後，実務経験が通算５年以上ある者。 3．認定看護管理者教育課程セカンドレベルを修了している者。または看護部長相当の職位にある者，もしくは副看護部長相当の職位に１年以上就いている者。

▶審査方法

1．書類審査

2．筆記試験（2016年から出題数変更）　＊①＋②の両方を120分内に記述する

　　①客観式一般問題（マークシート方式・四肢択一）20問

　　②論述問題　2問

認定看護管理者認定審査概要

当日の スケジュール	9：30　開場 10：00　集合・本人確認 10：15　オリエンテーション 10：30〜12：30　筆記試験	
筆記試験会場	看護協会ホームページ都道府県別試験会場一覧参照	
各手続の 受付期間	1．審査申請・修了証画像の提出（オンライン）	＊締め切り厳守
	2．審査料振込	
	3．履歴書の提出（オンライン）	
	4．審査書類の提出（郵送）	
審査結果 および認定	審査合否は『資格認定制度　審査・申請システム』において発表。 新規認定者一覧（所属都道府県名，氏名）は，審査合否発表の2週間 後から日本看護協会公式ホームページで1カ月間公表します。 認定審査合格者は，以下の認定看護管理者登録手続きを行う。 ・認定料振込：51,700円（税込） ・『資格認定制度　審査・申請システム』での認定登録情報の確認，および 　び公開情報の登録	

認定看護管理者認定審査筆記試験の出題傾向と対策

▶四肢択一問題

テキスト全般から出題

　日本看護協会出版会が発行している看護管理学習テキストから出題されますので，全巻に目を通しておくことが必要です。

　1回読んだだけでは頭に入らないかもしれませんので，2回は読んでおくとよいと思います。四隅の小さな説明書きのようなところからも出されますので，要注意です。

制度改正・法律改正は日本看護協会機関紙を活用

　制度や法律が変わったところから出題される傾向があります。例えば，看護師の特定行為や医療事故調査制度，医師の働き方改革などのように，法改正されたことについては，しっかり把握しておきましょう。また，災害看護，看護師の負担軽減など日本看護協会が取り組んでいることも把握しておく必要があります。

図12-1：認定看護管理者認定審査までのスケジュールの主なもの

半年前				2カ月前			試験2, 3週間前
テキストを読む（1回目）	過去問の準備	看護協会新聞熟読過去2年分	認定審査申請準備	テキストを読む（2回目）	過去問を解く	小論文の練習	過去問でマークシート塗りつぶし練習 会場までのアクセス必要物品点検

　そこで活用したいのが日本看護協会機関紙「協会ニュース」です。過去2年ぐらいはさかのぼり，看護界では何が話題になり，何が問題とされたのかなどを洗い出しておく必要があります。

一般知識は新聞で補足

　近年の社会情勢，医療界の動向，社会保障など一般知識を問う問題も出題されます。すでに身につけている知識で十分だと思いますが，不安であれば新聞に目を通し，社会情勢，特に医療に関する情報・知識を把握しておきましょう。

▶論述問題

　2016年より2問に増えています。与えられたテーマで論述します。どのようなテーマが出題されてもすらすら書けるように，事前に少なくとも3つ程度はテーマを予想し，実際に論述してみるとよいと思います。そうすると，どのくらいの時間で書き上げればよいのかなど，試験前にイメージできます。

　また，予想外のテーマが与えられた時でも論述できるようにしておくには，幅広い知識や情報が必要です。新聞の社説などを読み込んで，イメージトレーニングを行っておくと効果的でしょう。

認定看護管理者認定審査に向けた学習プランの立て方（図12-1）

　皆さんは要職に就いていらっしゃる方ばかりですから，大変お忙しいと思います。その状況の中でも合格するための秘訣です。

　筆記試験（以下，試験）には，合格ラインがあります。満点を取れなくても合格はできるのですから，ほどよく勉強すればよいのですが，実はこれがすごく難しいことなのです。1点でも合格ラインを下回れば不合格になるわけですから，ほどよいつも

りが合格ラインを目前にして不合格になるかもしれないからです。

　ですから，要職に就いている多忙な皆さんには，認定審査半年ぐらい前から準備を始め，2カ月ぐらい前から集中的に試験勉強に打ち込むことをお勧めします。

▶試験半年前〜2カ月前：テキストを一読し，過去問を入手

　試験半年前になったら，1日1時間（例えば昼休み）でもよいのでテキストを一通り読みはじめましょう。3色ボールペンを用意し，1回目は青で重要なところにライン，2回目は赤でラインなどすると多少励みになりますね。

　また，この間に日本看護協会から過去問を取り寄せておきましょう（費用がかかります）。

▶試験2カ月前〜2，3週間前：集中的に学習

　試験2カ月前になったら，1日2時間，休日は4時間など集中的に学習しましょう。ここでの学習はテキストを読むだけではいけません。試験で「あそこのページに書いてあったけど，何だっけ？」では，選択肢から選ぶ問題といっても出題範囲はとても広いので意外と難解です。しっかりと理解していないと解けません。私のお勧めする学習方法は，重要なところは自分で穴埋め問題をつくり解答する方法です。

　取り寄せておいた過去問は，必ず正解できるようになるまで繰り返し解きます。また，解答はマークシートですので，学習する時もマークシートの答え方に慣れておくとよいと思います。

　論述問題については，前述したように3テーマぐらいは実際に論述しておきましょう。

　近頃はパソコンで文書を作ることが多いので，キーボードを打ちながら考える作業に慣れていると思います。私の場合，自分のキーボードを打つ手が文書を無意識につくり出している感じですが，この試験はパソコンを使いません。鉛筆を持つ手が思考を紙に投影させるというイメージに変えておく必要があります。また，日頃パソコンばかり使っていると，正しい漢字を忘れてしまっている可能性があります。学習する時は，実際に文字を書いておくことが重要だと思います。

▶試験2，3週間前〜当日

　試験2，3週間前になったら，いよいよ試験対策最終段階です。まず，今まで頭に入れた内容をリピート学習で忘れないようにすることが重要です。そのためには，実際に試験に臨んでいるつもりで演習をすることをお勧めします。

　具体的には，過去問をマークシートを塗りつぶす方法で時間を制限し行ってみましょう。また，「試験予想問題をつくる」「テーマを設けて制限時間（30分）内に論述をまとめる」などのトレーニングが有効です。

試験当日の心構え

　会場には少なくとも30分前には到着するようにしましょう。会場は大勢の方が集まっていて騒然としているため，場の雰囲気に慣れることが必要です。私のイメージでは，通信制大学の科目修得試験やケアマネジャーの試験を受けた時の雰囲気に似ていました。また，会場は広いので，トイレの場所も確認しておきましょう。

　受験票と筆記用具は，忘れずに持参してください。筆記具はマークシート用の書きやすい鉛筆2・3本とシャープペンシルを用意しておいた方がよいでしょう。鉛筆は，すぐに先が丸くなりますから，論述の時はシャープペンシルが役に立つと思います。

試験の時間配分

　今後については分かりませんが，四肢択一問題と論述問題の時間は区別されていません。ですから，試験の時間配分を考えないと，論述する時間がなくなってしまう可能性があります。四肢択一問題を解答するだけでも，40〜50分はかかりますので，1つの問題に時間をかけず，サクサク問題を解いていくことが必要だと思います。四肢択一問題を一通り解いたら，すぐに論述問題に取りかかり，最後に四肢択一問題の不安な個所をもう一度チェックします。

　試験中はシーンと静まり返った中で鉛筆の音が響きます。自分以外の人はスラスラと問題を解いているような気がするものですが，自分ができない時は他の人もできないと思って，落ち着いて取り組めば大丈夫だと思います。

論述問題

▶まずポジティブな姿勢で

　論述問題では，自分の用意していなかったテーマが出題されても決して慌ててはいけません。どの試験でも共通だと思いますが，論述試験は，自分が書けると思った瞬間に構想が浮かび，スラスラ書けるものです。ですから，ポジティブな気持ちを忘れず，「このテーマでラッキー」と思うこと，「自分は論述が得意」と思うことが大切です。

▶紙面の配分を考える

　書き出す時は，すぐ書き出さず，まず，起承転結を10秒ぐらいで考えます。そして，紙面の5分の1ぐらいはイントロダクションに相当する部分を書くなどの配分を決めてから書きはじめます。イメージは，そのスペースを目がけて書いていくという感じでしょうか。それから，論述問題は，ボリュームを十分に考えることが必要です。こ

れは，紙面を十分に活用するということで，紙面の8割以上は書かなければいけないということです。

▶書き出しを決めておく

　また，試験前に何回かテーマを設けて論述する練習していると思いますが，せっかく練習したのに，緊張して思い出せないということがあるかもしれません。その場合，書き出しの文言を決めておくと，スラスラと内容を思い出して書くことができます。例えば，「近年，本邦においては医師不足などの医療環境の変化に伴い，看護師の特定医行為について議論されるようになった」などのように出だしを決めておくのです。

▶留意点

ストーリーがあること

　言い換えると，筋道が通っており，整合性があることです。論旨から外れることなく主張することが必要だと思います。

看護管理者の視座であること

　自分の立ち位置を明確にし，「自分の使命は～である」という視点から論述することです。看護管理者としての意見でなければなりません。

社会的見識があること

　一般的な見解や独りよがりな意見ではいけません。倫理観や社会情勢を踏まえた知識人としての論述であることが必要です。

小論文であると意識すること

　自分はこのように思うというような感想文ではいけません。「このことに対する課題は～である。その要因は～であり，それに対して～のように方策を考えている」など，客観的根拠に基づく論理の展開が必要です。

読み手を意識すること

　この論述の評価者が誰で，どの視点で書くことを要求されているかを推察することが必要です。

起承転結を重視すること

　次のように書けば，大体の体裁が整えられるのではないかと思っています。やみくもに書いても時間内に紙面を埋めることは難しいので，自分の文体のスタイルをある

程度決めておくと書きやすくなると思います。

例）

・近年〜のような情勢（環境の変化）となっている。

・自施設は〜であり，このような状況である。

・自分は看護部長であり，〜の使命があると考えている。

・自分は〜が課題であると考えている。

・この課題の要因は3つあると考えている。第一は〜である。第二は〜である。第三は〜である。

・それに対して，対策は3つあると考えている。第一は〜である。第二は〜である。第三は〜である。

・以上のように，私は〜が課題と考え，〜のため早急に取り組むつもりである。

・最後に，〜は自施設のみでなく地域住民の医療のため重要不可欠なことである。容易には実現可能なことではないが，今後着実に努力していきたいと考えている。

日本看護協会認定看護管理者ホームページに掲載されている受験者の問題解答の状況と不具合な事項

　日本看護協会の認定看護管理者のホームページには，過去の認定看護管理者審査においての解答状況が掲載されています。次の点に留意し，問題を解くようにしましょう。

・選択問題では，財務・労働・看護制度・政策に関する正解率が低い。

・看護制度・政策に関する変更点や最新の情報について把握する必要がある。

・2025年問題，保健・医療・福祉に関する最近の動向について学習する必要がある。

・自施設の現状分析のみでなく地域の医療ニーズを踏まえた論述が必要である。自施設の属する医療圏のデータを踏まえた分析が必要である。

・課題・対策についての論述が必要である。

・不適切な記述方法があった。

・現在の職位や権限の範囲にとどまらずトップマネジャーの視点での記述が必要である。いかがでしたか？　少しはできてきましたか？

※出題傾向は毎年変わりますので，必ず日本看護協会のホームページでお確かめください。

学習の
まとめ　とりあえず，取りかかることが重要です。まず，自分の学習プランを作成しましょう！　看護管理実践計画書のように戦略を策定するのもよいと思います。

演習1 (P.77, 78) の記入例

●Whyツリー

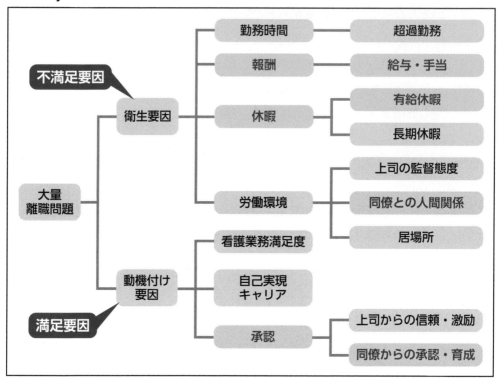

●Howツリー

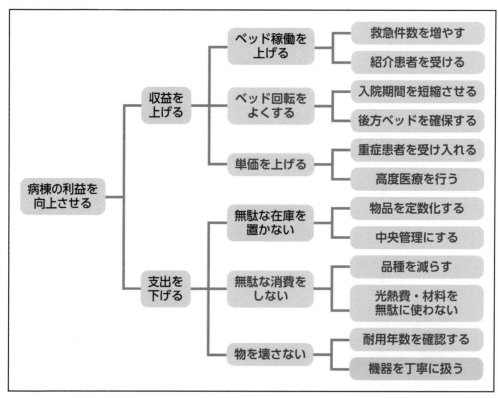

演習2 (P.90) の記入例

佐藤式問題意識チェックシート

気づき⇒何か変？

- 職場の雰囲気が何かギスギスしていて雰囲気悪いかな？
- みんな自分のことで精いっぱいで，他人のことは構っていられない雰囲気

背景⇒何が変わったのか？（環境の変化）

- 診療報酬改定で急性期一般入院料1は，重症度，医療・看護必要度の対象患者の比率が31％以上になった（重症患者の割合が多くなった）。

現状⇒どうなっているか？（現象）

- 超過勤務が増えている
- アクシデント件数が増加している
- スタッフが疲弊している
- 忙しすぎて家庭との両立が難しくなったので，転職したいという声が大多数から聞かれる
↓
大量離職の危険性？

どうあるべきか？（理想の状態）

- スタッフが互いに支援し合える状態
- 安全が担保できる状態
- 家庭と両立できる働き方ができている状態
- ゆとりのある看護ができている状態
↓
重症患者に対応できる看護が提供できている状態

自分にとっては何が問題か？（真の問題⇒課題）

自分は病棟師長であり，病棟運営を円滑にしていく使命がある。
↓
このままでは大量離職となり，病棟が機能停止するかもしれない。
↓
重症患者に対応できる看護体制を構築する必要がある。

要因⇒それはなぜ起こっているのか？

急性期一般入院料1の重症度，医療・看護必要度対象患者の割合が31％以上に変更になり，重症患者の占める割合が多くなったにもかかわらず，重症患者を受け入れる看護体制ができていない。

演習3 (P.136, 138) の記入例

●SWOT分析

<table>
<tr><th rowspan="2">内部環境</th><th>S：強み</th><th>W：弱み</th></tr>
<tr>
<td>
S1 駅から近く立地条件が良い。
S2 余裕のあるケアをしたい看護師が多い。
S3 子育てを終わった40～50代が多い。
S4 満床である。
</td>
<td>
W1 看護師が重症患者のケアに不慣れである。
W2 スタッフが疲弊している。
W3 余裕のあるケアをしたい看護師が多い。
W4 子育てを終わった40～50代が多い。
W5 退職を考えている看護師が続出している。
W6 医療行為に自信がない看護師が多い。
W7 回復期リハ1の要件を満たせなくなるかもしれない（大量離職→入院基本料維持不能）。
</td>
</tr>
<tr><th rowspan="2">外部環境</th><th>O：機会</th><th>T：脅威</th></tr>
<tr>
<td>O1 近くに大学病院の建設予定がある。</td>
<td>
T1 少子高齢化により，さらに労働力を確保できなくなることが予想される。
T2 激戦区なので，さらに患者獲得競争が増す可能性がある。
</td>
</tr>
</table>

●クロスSWOT分析

<table>
<tr>
<td colspan="2" rowspan="2">クロス
SWOT</td>
<th colspan="2">外部環境</th>
</tr>
<tr>
<th>機会</th>
<th>脅威</th>
</tr>
<tr>
<td colspan="2"></td>
<td>機会
O1 近くに大学病院建設予定である</td>
<td>脅威
T1 少子高齢化により，さらに労働力を確保できなくなることが予想される。
T2 激戦区なので，さらに患者獲得競争が増す可能性がある。</td>
</tr>
<tr>
<th rowspan="4">内部環境</th>
<th>強み</th>
<th>SO戦略
（積極的戦略）</th>
<th>ST戦略
（差別化戦略）</th>
</tr>
<tr>
<td>強み
S1 駅から近く立地条件が良い。
S2 余裕のあるケアをしたい看護師が多い。
S3 子育てを終わった40～50代が多い。
S4 満床である。</td>
<td>強み×機会（S1×O1）
駅から近い立地条件を活かし，体力のある若年層の人材を獲得し，将来大学病院が建設を機会とし，患者増加に備える。</td>
<td>強み×脅威（S1×T1）
強みである駅から近いという立地条件を活かし，求人を行って今後も続く少子高齢化の影響で看護師獲得が困難な状況を予想し，回復期リハ病棟の増員を図り，マンパワーを拡大させる。</td>
</tr>
<tr>
<th>弱み</th>
<th>WO戦略
（弱み克服策）</th>
<th>WT戦略
（最悪事態回避策・撤退）</th>
</tr>
<tr>
<td>弱み
W1 看護師が重症患者のケアに不慣れである。
W2 スタッフが疲弊している。
W3 余裕のあるケアをしたい看護師が多い。
W4 子育てを終わった40～50代が多い。
W5 退職を考えている看護師が続出している。
W6 医療行為に自信がない看護師が多い。
W7 回復期リハ1の要件を満たせなくなるかもしれない（大量離職→入院基本料維持不能）。</td>
<td>弱み×機会（W1×O1）
看護師が重症患者のケアに不慣れであることを研修などを通して，教育により克服し，将来的にできる予定の大学病院建設を機会とし，患者の受け皿となり，さらに増患した時に備える。</td>
<td>弱み×脅威（W2×T1）
スタッフが疲弊しているので，回復期リハ2以下に落とし，今後の少子高齢化によりさらにマンパワーが低下することに備える。</td>
</tr>
</table>

演習4 (P.140, 142) の記入例

●SWOT分析

	S：強み	W：弱み
内部環境	S1 平均年齢が低い。 S2 託児所を併設している。 S3 急性期一般入院料1を取得している。 S4 子育て中の非常勤職員が多い。	W1 重症患者が増え，退院支援がうまくいっていない。 W2 平均在院日数がクリアできなくなる。 W3 スタッフは退院支援に関心がない。 W4 近隣の病院や施設との連携はない。 W5 中堅看護師が少ない。 W6 離職者が多く，定着しない。
	O：機会	T：脅威
外部環境	O1 近隣に老健施設の建設予定がある。	T1 少子高齢化により，さらに労働力を確保できなくなることが予想される。

●クロスSWOT分析

クロスSWOT		外部環境	
		機会	脅威
		機会 O1 近隣に老健施設の建設予定がある。	脅威 T1 少子高齢化により，さらに労働力を確保できなくなることが予想される。
内部環境	強み	SO戦略 （積極的戦略）	ST戦略 （差別化戦略）
	強み S1 平均年齢が低い。 S2 託児所を併設している。 S3 急性期一般入院料1を取得している。 S4 子育て中の非常勤職員が多い。	強み×機会（S1×O1） 平均年齢が低いのでその強みを活かし，退院支援に関する教育を行うことにより，退院支援に強い看護師を育成すると共に将来的な老健施設の建設を好機にし，連携を強化してさらなる増患を図る。	強み×脅威（S2×T1） 託児所を持っており，子どものいる看護師を支援できるという強みを活かし，子どものいる看護師にアピールすることにより，今後さらに少子高齢化率が進む地域なので，さらに看護師不足が激化するという脅威を予測し求人を行う。
	弱み	WO戦略 （弱み克服策）	WT戦略 （最悪事態回避策・撤退）
	弱み W1 重症患者が増え，退院支援がうまくいっていない。 W2 平均在院日数がクリアできなくなる。 W3 スタッフは退院支援に関心がない。 W4 近隣の病院や施設との連携はない。 W5 中堅看護師が少ない。 W6 離職者が多く，定着しない。	弱み×機会（W2×O1） 急性期一般入院料1取得の要件である平均在院日数がクリアできないという弱みを，将来老健施設ができるという機会を好機とし，後方ベッドとして活用することにより平均在院日数を短縮する。	弱み×脅威（W2×T1） （重症患者を受け入れたことで）平均在院日数が延長しているという弱みに対し，重症患者の受け入れを制限することで打開し，さらに高齢化の進行により看護師が離職して急性期一般入院料1の取得要件である要員数もクリアできない事態になるという脅威を回避する。

演習5 (P.144〜147) の記入例

●アクションプランシート

アクションプランシートⅠ （現状把握）　　　氏名

現在の職場の概要および職務内容
・医療法人立の病院 ・ケアミックス，地域密着型 ・看護部長としての業務全般

これまでの職務経歴
国立病院，民間病院に数十年勤務後，看護部長に昇格，現在に至る。

これまでの取得した資格および業績
・MBA，看護学修士，経営学博士，認定看護管理者 ・認定看護管理教育分野の講師 ・学会やセミナーの講師 ・新病棟開設や再編，保育室開設 ・病院機能評価の取得

これまでの経歴の中で印象に残っている出来事
・北京で看護戦略について講演したこと ・博士を取得できたこと

目指したい職業人としてのイメージ
①できることは何か（強み・能力） ・看護管理の実践 ・看護管理の講師 ・少々の文筆
②やりたいことは何か（欲求・動機） ・看護部長の仕事の継続と看護管理講師とのパラレルキャリア
③意味を感じることは何か（志・価値観） ・進歩していると感じられること

※仮想であり，実際のことではありません。

●キャリアSWOT分析

	S：強み	W：弱み
内部環境	S1　認定看護管理者 S2　MBA S3　経営学博士 S4　看護学修士	W1　タイムマネジメントがうまくいかない。 W2　職場の人間関係の調整が苦手である。 W3　運転免許がない。 W4　英語力がない。 W5　体力が低下している。
	O：機会	T：脅威
外部環境	O1　教育分野の仕事 O2　大学関係の仕事	T1　母親の介護 T2　医療事故発生の不確実性

●キャリア戦略クロスSWOT分析

		外部環境	
クロス SWOT		機会	脅威
		機会 O1 教育分野の仕事 O2 大学関係の仕事	脅威 T1 母親の介護 T2 医療事故発生の不確実性
内部環境	強み	SO戦略 （積極的戦略）	ST戦略 （差別化戦略）
	強み S1 認定看護管理者 S2 MBA S3 経営学博士 S4 看護学修士	強み×機会 （S1・2・3・4×O1） MBA，経営学博士，看護学修士など全般的知識を活かし，管理分野の教育的仕事にも挑戦する。	強み×脅威 （S1・2・3・4×T2） リスクマネジメントを強化して医療事故を阻止し，資格を活かして看護部長を継続する。
	弱み	WO戦略 （弱み克服策）	WT戦略 （最悪事態回避策・撤退）
	弱み W1 タイムマネジメントがうまくいかない。 W2 職場の人間関係の調整が苦手である。 W3 運転免許がない。 W4 英語力がない。 W5 体力が低下している。	弱み×機会（W4×O1） 弱みの英語力を克服し，さらに国際的仕事にもチャレンジしてみる。	弱み×脅威（W1×T1） タイムマネジメントの管理を行い，疲弊しないように管理する。

●キャリアアクションプランシート

長期目標
＊将来的には〜のようになっている 現在の健康を維持し，看護部長の仕事と看護管理講師の仕事を両立させ，さらに研究を継続させる。

短期目標（1年を目途に）	
＊そのためには（何を，どのレベルまで，いつまでに） 1）何を 　　　　A：研究論文を学会誌に投稿する。 　　　　　　　　B：体重を減らす。 2）どのレベルまで　A：最低2本　　B：標準体重まで 3）いつまでに　　A：2年以内に　　B：半年以内に	評価基準 A：最低2本が学会誌に受諾される。 B：体重を4kg減量させ，標準体重になる（高脂血症を改善させる）。

タイムマネジメント整理表（時間管理）	
重要で緊急 　・執筆中の書籍を完成させる。 　　　　　　・論文を学会誌に投稿する。	重要だが緊急でない 　・標準体重にする。 　　　　　　　　　　・帰省する。
緊急だが重要でない 　・洋服を購入する。 　　　　　　　　　　・美容院に行く。	重要でも緊急でもない 　・植木の手入れをする。 　　　　　　　　　　　・映画鑑賞をする。

アクションプラン
平成28年

	何をどのように・スケジュール		留意点
4月	執筆中の書籍完成	英文のクリティーク	体重55kgに減量
5月	ファースト講師，帰省		
6月	論文投稿の準備		体重54kgに減量
7月	論文投稿		
8月	大学スクーリング講師		体重53kgに減量
9月	ファースト・サードレベル講師		
10月	セカンドレベル・サードレベル講師		体重52kgに減量
11月	セカンドレベル講師		以降は体重を維持
12月	ファースト講師		
1月	大学スクーリング講師		
2月	セカンド講師		
3月		↓	

キャリアメッセージ（今の自分・これからの自分へのメッセージ）

※仮想であり，実際のことではありません。

おわりに

　本書を最後まで読んでいただき感謝申し上げます。

　私は，統合演習で看護管理実践計画書を実際に指導させていただいております。統合演習に費やす時間はそれほど多くはなく，その中で難解な手法と格闘している受講生の姿には本当に頭の下がる思いです。受講生は皆要職に就いていますので，学習時間を確保するのは本当に大変なことでしょう。そのような制約の中，また限られた時間で，自組織の課題と方策に取り組み成果物にすることは大変な労力が必要です。指導者として，「読むだけである程度理解できる参考書があったらいいな」と常々思っていたところへ，大変未熟でおこがましい限りですが，今回本書を執筆する機会を得ました。

　私自身は現場の人間ですので，アカデミックな内容を伝えることは不得手ではありますが，「効率的・効果的に皆さんが理解できること」「本書を読めば何とか看護管理実践計画書を作成できること」を目標に，執筆いたしました。

　また，私が実際に指導した受講生からの協力を得て，実際の論文とパワーポイントを掲載することができました。「百聞は一見にしかず」の言葉どおり，実際に完成されたものを見ることは，有益だと思います。ぜひ参考になさってください。それぞれ不完全なところがあるかもしれませんが，短い時間の中で，自組織の課題を明確にし，しっかりした戦略を策定していると思います。経営手法もロジックツリー，SWOT分析／クロスSWOT分析，バランスト・スコアカードを駆使しております。正味1カ月程度で修士レベルに匹敵する内容をすべて完成させた受講生は，本当に大変だったと思います。この場を借りてお疲れ様と申し上げる次第です。

　最終章として，看護管理者の皆さんが認定看護管理者認定審査を受験する際に，少しでもお役に立てるように，試験対策をまとめました。一人でも多くの方が認定看護管理者の資格を得ていただくことを願っております。

　最後に，本書を作成するに当たり，ご助言をいただきました方々，論文やパワーポイントの掲載にご協力いただきました方々に深く感謝申し上げます。

佐藤美香子

参考・引用文献

1）佐藤美香子：看護管理実践計画書 標準テキスト 第1版，日総研出版，2016.

2）佐藤美香子：主任・中堅看護師 課題解決フレームワーク，日総研出版，2017.

3）佐藤美香子：看護マネジャー 意思決定フレームワーク，日総研出版，2018.

4）佐藤美香子：アメーバ・ナーシング・システム，日総研出版，2021.

5）佐藤美香子：論理的思考に基づく意思決定＆戦略的な問題解決，ナースマネジャー，Vol.23，No.7，P.36〜42，2021.

6）渡邊孝雄，小島理市，佐藤美香子：医療の生産性向上と組織行動，診断と治療社，2010.

7）井部俊子，中西睦子監修，井部俊子編：看護管理学習テキスト第2版 看護管理概説第1巻，日本看護協会出版会，2015.

8）井部俊子，中西睦子監修，井部俊子，勝原裕美子編：看護管理学習テキスト第2版 看護組織論第2巻，日本看護協会出版会，2015.

9）井部俊子，中西睦子監修，金井Pak雅子編：看護管理学習テキスト第2版 看護経営・経済論第6巻，日本看護協会出版会，2015.

10）井部俊子，中西睦子監修，中西睦子編：看護管理学習テキスト第2版 看護制度・政策論第7巻，日本看護協会出版会，2015.

11）井部俊子，中西睦子監修，中西睦子，勝原裕美子，増野園惠編：看護管理学習テキスト第2版 看護管理基本資料集別巻，日本看護協会出版会，2015.

12）井部俊子，中西睦子監修，木村チヅ子，村上美好編：看護管理学習テキスト第2版 看護マネジメント論第3巻，日本看護協会出版会，2015.

13）井部俊子，中西睦子監修，中西睦子，上泉和子，増野園惠編：看護管理学習テキスト第2版 看護管理学研究第8巻，日本看護協会出版会，2015.

14）井部俊子，中西睦子監修，手島恵編：看護管理学習テキスト第2版 看護における人的資源活用論4巻，日本看護協会出版会，2015.

15）井部俊子，中西睦子監修，上泉和子，太田勝正編：看護管理学習テキスト第2版 看護情報管理論第5巻，日本看護協会出版会，2015.

16）ロバート・S・キャプラン，デビッド・P・ノートン著，櫻井通晴監訳：キャプランとノートンの戦略バランスト・スコアカード（『The Strategy-Focused Organization：How Balanced Scorecard Companies Thrive in the New Business Environment』の邦訳），東洋経済新報社，2001.

17）ロバート・S・キャプラン，デビッド・P・ノートン著，櫻井通晴，伊藤和憲，長谷川惠一監訳：戦略マップ──バランスト・スコアカードの新・戦略実行フレームワーク（『Strategy Maps：Converting Intangible Assets into Tangible Outcomes』の邦訳），ランダムハウス講談社，2005.

18）スティーブンP．ロビンス著，高木晴夫監訳：組織行動のマネジメント「入門から実践へ」，ダイヤモンド社，1997.

19）安酸建二，乙政佐吉，福田直樹：バランス・スコアカード研究の現状と課題─実証研究のレビューに基づく検討，原価計算研究，Vol.34，No.2，P.1〜12，2010.

20）ドラッカー著，上田惇生翻訳：プロフェッショナルの条件─いかに成果をあげ，成長するか，ダイヤモンド社，2000.

21）山口千鶴子：目標管理とキャリア開発，富山大学看護学会誌，Vol.6，No.2，P.11〜15，2007.

22）佐藤美香子：ナースマネジャー 連載「ストーリーで学ぶ看護管理実践計画書の作り方」，日総研出版，2014年9月号〜2015年2月号.

23）佐藤美香子：看護部長のためのセレンディピティマネジメント成功を引き寄せる能力の磨き方，看護部長通信，Vol.12，No.6，P.103〜109，2015.

24）高橋淑郎：持続可能な病院経営のためのCSRとBSCの統合に関する研究〜Sustainable BSC（SBSC）の作成と運用に向けて〜，商学集志，Vol.83，No.4，P.107〜135，2014.

25）日本看護協会ホームページ
https://nintei.nurse.or.jp/nursing/qualification/educ_inst_approval_cna（2022年2月閲覧）

資料提供協力および事例提供・支援一覧 ※敬称略

■資料提供協力施設および協力者

学校法人埼玉医科大学職員キャリアアップセンター

武藤光代 副センター長／埼玉医科大学 総看護部長

関根いずみ

梅﨑順子

■中堅看護師事例提供ファーストレベル統合演習Ⅰ支援者（認定看護管理者）

今木恵子 茨城リハビリテーション病院

黒澤久美子 丸木記念福祉メディカルセンター

増田康予 小川赤十字病院

鈴木彦太 埼玉医科大学病院

■事例提供者（掲載順） ※施設名は執筆当時

【ファーストレベル統合演習Ⅰの事例】

内田麻弥 埼玉医科大学国際医療センター

今泉慶亮 医療法人社団明和会 西八王子病院

塩澤英子 埼玉医科大学総合医療センター

矢吹みどり 埼玉医科大学国際医療センター

戸口　圭

大坂谷香織

【セカンド・サードレベル統合演習Ⅱ・Ⅲの事例】

林真由美 国立病院機構 下総精神医療センター

岡崎　庸 東京都立広尾病院

高野紀子 医療法人社団医凰会 並木病院

本舘教子 聖マリアンナ医科大学病院

秦野康子 国保直営総合病院 君津中央病院

河上淳子 東京都立小児総合医療センター

吉田雅子 昭和大学病院

著者略歴

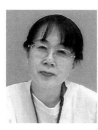

佐藤美香子
<small>さ とう み か こ</small>

医療法人三和会 **東鷲宮病院**

ナーシング・エデュケーショナル・ディレクター（教育担当部長）

産業能率大学 兼任教員／ANS研究会会長

Ph.D.／MBA／MSN／認定看護管理者

　1981年3月国立弘前病院看護学校卒業。同年4月国立国際医療センター（当時）勤務。1992年聖光会グループ入職。2005年看護部長昇格。2012年東鷲宮病院看護部長，2023年4月より現職。2006年3月産業能率大学大学院経営情報研究科MBAコース修了。2010年3月国際医療福祉大学大学院保健医療学研究科看護学分野看護管理・開発領域修了。2010年6月認定看護管理者資格取得。2014年3月博士取得（医療福祉経営学）。各認定看護管理者教育課程講師。著書『看護管理実践計画書 入門テキスト』『アメーバ・ナーシング・システム』『看護マネジャー 意思決定フレームワーク』（いずれも日総研出版）ほか。隔月刊『看護部長通信』（日総研出版）で「看護部長のためのセレンディピティマネジメント」を2014年より好評連載中。2021年4月よりANS研究会会長。

看護管理実践計画書 標準テキスト

2016年 4 月28日 発行	第 1 版第 1 刷
2021年10月26日 発行	第 9 刷
2022年 6 月13日 発行	第 2 版第 1 刷
2024年 5 月30日 発行	第 4 刷

企　画：**日総研**グループ

著者：**佐藤美香子** ©
<small>さ とう み か こ</small>

代　表　岸田良平

発行所：**日 総 研 出 版**

本部　〒451-0051 名古屋市西区則武新町 3 - 7 - 15（日総研ビル）　☎ (052)569-5628　　FAX (052)561-1218

日総研お客様センター　電話 0120-057671 FAX 0120-052690　名古屋市中村区則武本通 1 - 38 日総研グループ縁ビル 〒453-0017

札幌	☎ (011)272-1821　　FAX (011)272-1822 〒060-0001 札幌市中央区北 1 条西 3 - 2（井門札幌ビル）	大阪	☎ (06)6262-3215　　FAX (06)6262-3218 〒541-8580 大阪市中央区安土町 3 - 3 - 9（田村駒ビル）
仙台	☎ (022)261-7660　　FAX (022)261-7661 〒984-0816 仙台市若林区河原町 1 - 5 - 15-1502	広島	☎ (082)227-5668　　FAX (082)227-1691 〒730-0013 広島市中区八丁堀 1 - 23-215
東京	☎ (03)5281-3721　　FAX (03)5281-3675 〒101-0062 東京都千代田区神田駿河台 2 - 1 - 47（廣瀬お茶の水ビル）	福岡	☎ (092)414-9311　　FAX (092)414-9313 〒812-0011 福岡市博多区博多駅前 2 - 20-15（第 7 岡部ビル）
名古屋	☎ (052)569-5628　　FAX (052)561-1218 〒451-0051 名古屋市西区則武新町 3 - 7 - 15（日総研ビル）	編集	☎ (052)569-5665　　FAX (052)569-5686 〒451-0051 名古屋市西区則武新町 3 - 7 - 15（日総研ビル）

・乱丁・落丁はお取り替えいたします。本書の無断複写複製（コピー）やデータベース化は著作権・出版権の侵害となります。
・ご意見等はホームページまたはEメールでお寄せください。E-mail：cs@nissoken.com
・訂正等はホームページをご覧ください。www.nissoken.com/sgh

佐藤美香子氏の書籍

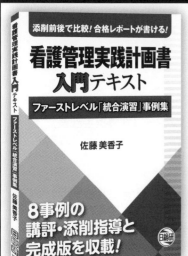

好評既刊『看護管理実践計画書 標準テキスト』の姉妹版！

中堅・リーダー・(副)主任の方々へ

やさしく学ぶ入門書

添削前後で比較できる！ 論理が明確になる！
説得力アップ！ 合格レポートが書ける！

最新刊
B5判 2色刷 160頁
定価 2,700円（税込）
（商品番号 601947）

主な内容
- ●「看護管理実践計画書」の概要
  「看護管理実践計画書」って何？
- ●「看護管理実践計画書」作成のプロセスをイメージする
- ●看護管理実践計画書ファーストレベル統合演習Ⅰ事例集
- ●これだけ分かれば小論文は書ける
  〜合格レポート・小論文の書き方
- ●認定看護管理者教育課程ファーストレベルは
  看護管理者への登竜門

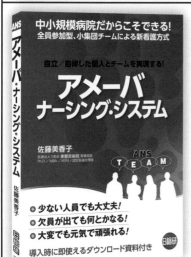

リーダー不足解消！アメーバ・リーダー業務で自信をつけさせ
次世代リーダーを早期育成！

アフターコロナを勝ち抜く
看護部組織に変革！

主な内容
- ●中小規模病院を取り巻く環境の変化に対応できる看護方式
  アメーバ・ナーシング・システム
- ●アメーバ・ナーシング・システムダイジェスト版
- ●花子師長と看護部長の会話から学ぶ
  アメーバ・ナーシング・システムの仕組み
- ●アメーバ・ナーシング・システムのコンセプト
  「一人ひとりの看護師が看護の主役」
- ●リッカートの「連結ピンモデル」で
  アメーバ・ナーシング・システムを考える
- ●アメーバ・ナーシング・システムの運用にあたって　ほか

B5判 2色刷 228頁
定価 3,300円（税込）
（商品番号 601917）

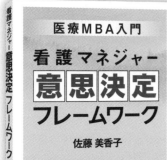

的確な意思決定に必要なコンピテンシーを習得！

看護部長・副部長に必要な
マネジメントスキルを体系化！

医療MBA入門に最適！ 一人で手軽に学べます。

B5判 2色刷 240頁
定価 3,850円（税込）
（商品番号 601855）

主な内容
- ●ある日突然私は看護部長になったストーリーで学ぶ
  看護マネジャーのマネジメント
- ●トップマネジャーのスキルを学ぶ戦略（Strategy）
- ●トップマネジャーのスキルを学ぶマーケティング戦略
- ●トップマネジャーのスキルを学ぶ会計（アカウンティング）
- ●トップマネジャーのスキルを学ぶ
  ケースメソッド（Case method）
- ●トップマネジャーに必要な能力
  コンピテンシー（行動特性）　ほか

日総研　詳細・お申し込みは　商品番号 | 日総研 601855 | 検索

電話 0120-05497
FAX 0120-052690